现代著名老中医名著重刊丛书·第三辑

中医儿科临床浅解

王伯岳　编著

人民卫生出版社

图书在版编目（CIP）数据

中医儿科临床浅解/王伯岳编著．—北京：
人民卫生出版社，2006.12
（现代著名老中医名著重刊丛书　第三辑）
ISBN 978-7-117-08236-5

Ⅰ．中…　Ⅱ．王…　Ⅲ．中医儿科学　Ⅳ．R272

中国版本图书馆CIP数据核字（2006）第140420号

现代著名老中医名著重刊丛书

第三辑

中医儿科临床浅解

编　　著： 王伯岳
出版发行： 人民卫生出版社（中继线 010-59780011）
地　　址： 北京市朝阳区潘家园南里19号
邮　　编： 100021
E - mail： pmph @ pmph. com
购书热线： 010-59787592　010-59787584　010-65264830
印　　刷： 北京虎彩文化传播有限公司
经　　销： 新华书店
开　　本： 850×1168　1/32　**印张：** 3
字　　数： 68千字
版　　次： 2006年12月第1版　2026年1月第1版第8次印刷
标准书号： ISBN 978-7-117-08236-5/R・8237
定　　价： 9.00元

出版说明

自20世纪60年代开始，我社先后组织出版了一批著名老中医经验整理著作，包括医论医话等。半个世纪过去了，这批著作对我国近代中医学术的发展产生了积极的推动作用，整理出版著名老中医经验的重大意义正在日益彰显，这些著名老中医在我国近代中医发展史上占有重要地位。他们当中的代表如秦伯未、施今墨、蒲辅周等著名医家，既熟通旧学，又勤修新知；既提倡继承传统中医，又不排斥西医诊疗技术的应用，在中医学发展过程中起到了承前启后的作用。这批著作均成于他们的垂暮之年，有的甚至撰写于病榻之前，无论是亲自撰述，还是口传身授，或是其弟子整理，都集中反映了他们毕生所学和临床经验之精华，诸位名老中医不吝秘术、广求传播，所秉承的正是力求为民除瘼的一片赤诚之心。诸位先贤治学严谨，厚积薄发，所述医案，辨证明晰，治必效验，不仅具有很强的临床实用性，其中也不乏具有创造性的建树；医话著作则娓娓道来，深入浅出，是学习中医的难得佳作，为近世不可多得的传世之作。

由于原版书出版的时间已久，已很难见到，部分著作甚至已成为学习中医者的收藏珍品，为促进中医临床和中医学术水平的提高，我社决定将一批名医名著编为《现代著名老中医名著重刊丛书》分批出版，以飨读者。

第一辑收录 13 种名著：

《中医临证备要》 《施今墨临床经验集》
《蒲辅周医案》 《蒲辅周医疗经验》
《岳美中论医集》 《岳美中医案集》
《郭士魁临床经验选集——杂病证治》
《钱伯煊妇科医案》 《朱小南妇科经验选》
《赵心波儿科临床经验选编》 《赵锡武医疗经验》
《朱仁康临床经验集——皮肤外科》
《张赞臣临床经验选编》

第二辑收录 14 种名著：

《中医入门》 《章太炎医论》
《冉雪峰医案》 《菊人医话》
《赵炳南临床经验集》 《刘奉五妇科经验》
《关幼波临床经验选》 《女科证治》
《从病例谈辨证论治》 《读古医书随笔》
《金寿山医论选集》 《刘寿山正骨经验》
《韦文贵眼科临床经验选》 《陆瘦燕针灸论著医案选》

第三辑收录 20 种名著：

《内经类证》 《金子久专辑》
《清代名医医案精华》 《陈良夫专辑》
《清代名医医话精华》 《杨志一医论医案集》
《中医对几种急性传染病的辨证论治》
《赵绍琴临证 400 法》 《潘澄濂医论集》
《叶熙春专辑》 《范文甫专辑》

《临诊一得录》　　《妇科知要》
《中医儿科临床浅解》　　《伤寒挈要》
《金匮要略简释》　　《金匮要略浅述》
《温病纵横》　　《临证会要》
《针灸临床经验辑要》

这批名著原于20世纪60年代前后至80年代初在我社出版，自发行以来一直受到读者的广泛欢迎，其中多数品种的发行量都达到了数十万册，在中医界产生了很大的影响，对提高中医临床水平和中医事业的发展起到了极大的推动作用。

为使读者能够原汁原味地阅读名老中医原著，我们在重刊时采取尽可能保持原书原貌的原则，主要修改了原著中疏漏的少量印制错误，规范了文字用法和体例层次，在版式上则按照现在读者的阅读习惯予以编排。此外，为不影响原书内容的准确性，避免因换算造成的人为错误，部分旧制的药名、病名、医学术语、计量单位、现已淘汰的检测项目与方法等均未改动，保留了原貌。对于犀角、虎骨等现已禁止使用的药品，本次重刊也未予改动，希冀读者在临证时使用相应的代用品。

人民卫生出版社

2006年11月

重印说明

著名老中医王伯岳研究员原籍四川省中江县，出生于中医世家。他生前曾在中国中医研究院西苑医院工作。他精通中医古典医籍，善于结合临床实践，在50多年的医疗实践中，逐渐形成了自己独特的学术思想，对中医儿科、内科、妇科都有较深的造诣，尤其擅长儿科，在国内外医学界享有很高的声誉。他治学严谨，勤于著述，曾主编撰写了《中医儿科学》、《儿科辨证述要》等专著，为发展中医儿科学术作出了突出的贡献。

《赤脚医生杂志》自70年代创刊以来，陆续刊载了王伯岳撰写的《中医儿科临床浅解》讲座。许多读者要求把讲座汇集成册。该书在1976年出版后颇受欢迎，数十万册不久销售一空。现因广大读者纷纷致函要求而重印，由于利用原纸型，用药剂量保留了旧计量单位，请阅读时注意。

1990年7月

目录

小儿感冒

小儿“伤风”感冒（上呼吸道感染），是儿科常见的一种疾病。一年四季皆可发病，以冬春季节最常见。

中医认为：感冒是一种外感性疾病，病在肌表，属于表证。

由于小儿腠理（腠 còu，音“凑”，腠理即皮肤纹理）不密，抵抗力弱，如遇气候骤然变化，寒暖失常，稍不注意，就会为外邪所乘，发生感冒。

感冒有风寒，风热之分。

风寒感冒的主证：发热，恶寒，头痛，身痛，鼻塞，喷嚏，流涕，无汗，脉浮紧，舌苔薄白。

风热感冒的主证：发热，头痛，喷嚏，流涕，鼻塞，有汗，脉浮数，唇红，舌苔薄白。

风寒、风热二者的区别如下：

风寒：无汗，头痛，周身痛，恶寒，口不甚渴，小便清长，手足指末梢微冷，脉浮紧。

风热：有汗，只头痛，周身不痛，恶风，口渴喜饮，小便短黄，手背发热，掌心有微汗，脉浮数。

凡是感冒，都要出现发热、喷嚏、流涕、鼻塞等症，而重点是发热。同样是表热，但由于偏寒偏热的不同，所以有不同的现象，根据不同的现象来分别寒热，是辨证的重要环节。寒热既清，还应进一步考虑有无其他原因，以及有无其他兼证。

总之，感冒不外风寒、风热两大类。而由于因时、因地、因人的不同，病情也有差异。如风寒感冒，多见于冬季，风热感冒，四时皆有，而多见于秋末春初；南方多风热，北地多风寒；小儿感冒，风热多于风寒，而体弱的小儿更容易经常感冒。所以，不同的季节，不同的地区，不同的体质，在临床辨证时，亦应分别。

寒和热可以同时出现，但有所偏胜，有的寒多于热，有的热多于寒，同时，寒热也可以互相转化。小儿感冒热多于寒，或寒从热化，表现为容易见汗，或者是见汗而热不解，形成寒热夹杂之证。

有的小儿，经常消化不良，又容易感冒，这类小儿，不单是表证，还兼有里证，也就是小儿常见的夹食感冒。

所以，小儿感冒，除风寒、风热而外，以寒热夹杂和夹食感冒较为多见。

【治法述要】

表证应用解表法，解表法主要是汗法，即是通过发汗，使表邪由汗而解。以感冒而论：风寒感冒，以辛温解表为治；风热感冒，以辛凉解表为治。

这是一般习用而且有效的治疗方法。但治小儿感冒，并不局限一个汗法，而在汗法的应用上也需要慎重。

小儿“易虚易实”，无论是风寒感冒，或者是风热感冒，发汗都不宜太过，过于发汗，容易使津液受伤，反而引起其他变化。

小儿一般多里热，一经感冒，容易寒从热化，或热为寒闭，形成寒热夹杂之证。单独用辛凉，往往汗出不透；单独用辛温，又往往汗出而热不解。在这种情况下，采用辛温辛凉并用，自能风寒、风热两解。

根据情况，如寒邪重，辛温应重于辛凉，如热邪重，辛凉应重于辛温，应随其偏胜而选方用药。

单独使用解表药，往往一出汗，热就退，但汗后又会发热。所以，在使用解表药的同时，一定要佐以清热药。如伴有消化不良，则助以消导药。如体质素弱，不宜过于发表，则应用和解法。因此，治疗小儿感冒，在使用汗法的基础上，还应根据情况配合清法、消法或和法。

【例方选介】

1. 风寒感冒

治法：驱寒解表，祛风散热。

例方：荆防葱豉汤（习用方）：

荆芥二钱　防风二钱　苏叶二钱　羌活一钱　白芷一钱　淡豆豉二钱　薄荷一钱　黄芩二钱　淡竹叶二钱　葱白2节

本方是以辛温为主的一个方剂，着重用于外感风寒。荆芥、防风、羌活、苏叶、白芷、葱白，都是辛温的药物，有解表、发汗、祛散风寒的作用，但比麻黄、桂枝较为平和，对小儿发汗不宜过猛比较适宜。薄荷是辛凉药，能祛风、散热；淡豆豉，辛甘、微苦，能解表、除烦；淡竹叶，辛淡、甘寒，能清热、除烦、兼行肌表；黄芩是苦寒药，有清肺的作用。这是辛温辛凉并用，佐以苦寒，而辛温重于辛凉的一个方子，风寒感冒，或寒热夹杂而寒多于热的外感，都可选用。

2. 风热感冒

治法：疏风清热，宣肺解表。

例方：银翘散加减（习用方）：

金银花二钱　连翘二钱　荆芥二钱　防风二钱　薄荷一钱　牛蒡子二钱　淡豆豉二钱　黄芩二钱　大青叶二钱　淡竹叶二钱

本方是以辛凉为主的一个方剂，着重用于外感风热。薄荷、淡豆豉、牛蒡子，都是辛凉解表的药物。风热感冒，主要是偏于热，但风邪不解，则表邪不去，佐以辛温的荆芥、防风，以及苦寒的大青叶、黄芩，辛淡、甘寒的淡竹叶，则解表、清热的作用较强。这同样是辛温辛凉并用，而辛凉重于辛温，并着重于清热解毒药银花、连翘与苦寒药的配合。适用于偏于风热的外感。如热为寒闭，寒从热化，汗出而热不解的热重于寒的感冒，也可以选用。

以上是治疗小儿风寒感冒及风热感冒常用的方剂。

由于小儿合并症多，根据不同的兼证，在应用时也应有所加减。

咽部红肿，加板蓝根三钱、锦灯笼二钱。

如伴有消化不良的夹食感冒，加枳壳二钱，焦三仙（神曲、麦芽、山楂）各二钱。

如表里俱热，伴有恶心、呕吐、腹痛、或腹泻、发热不退、口渴喜饮等胃肠症状比较明显者，应表里双解。方用藿香散加减：

藿香二钱　紫苏二钱　葛根二钱　黄芩二钱　连翘二钱　焦三仙各二钱　淡竹叶二钱

无汗、恶寒，加葱白 2 节、生姜 2 片。

有汗、口渴，加生石膏四钱、知母二钱。

头痛较甚，加羌活二钱、白芷二钱。

咽部疼痛，加板蓝根三钱、大青叶三钱。

3. 流行性感冒

小儿感冒，除上述情况而外，如遇气候骤然变化，发病急骤，相互感染，证见：高热，寒战，头痛较剧，周身酸痛，咽部红肿疼痛，疲倦，口渴，脉浮数，舌苔微黄，是为流行性感冒。

治法：疏风宣肺，清热解毒。

例方：银菊解毒汤（习用方）：

金银花三钱　菊花三钱　薄荷一钱　荆芥二钱　羌活二钱　黄芩二钱　连翘三钱　山栀子二钱　板蓝根三钱　蒲公英三钱　甘草一钱

口渴、多汗，加生石膏三钱、知母二钱，去荆芥。

惊掣不安，加钩藤二钱、蝉蜕一钱。

【简易方选介】

1. 一般风寒感冒简易方

葱白 3 节　生姜 3 片　红糖适量，水煎服，日服 2 次。

2. 预防感冒简易方

葱头　白菜头　芫荽适量，水煎服，日服2次。

3. 预防流感简易方

野菊花三钱　贯众二钱　芦根四钱水煎服，日服2次。

【成药选介】

1. 冲和丸（《六科准绳》九味羌活汤加减方）

成药为蜜丸，每丸重二钱，每服2丸，日服2次，温开水送下。小儿减半。

2. 都良丸（《景岳全书》都良丸方）

成药为蜜丸，每丸重三钱，每服1丸，日服2次，温开水送下。小儿减半。

以上两种丸药，适用于发热、恶寒、头痛、鼻塞流涕、骨节酸痛等风寒感冒证。

3. 桑菊感冒片（《温病条辨》桑菊饮方）

成药为片剂，每服4片，日服2次，温开水送下。小儿减半。

4. 银翘解毒片（《温病条辨》银翘散方）

成药为片剂，每服4片，日服2次，温开水送下。小儿减半。

以上两种片剂，适用于发烧、头痛、鼻塞、咽喉肿痛等风热感冒证。

成药剂型除片剂外，也有丸剂，作用都一样。无论是片剂或丸剂，小儿服用时，最好先用开水化开，不要吞服，以免呛入气管。

小儿咳嗽

小儿咳嗽（急、慢性支气管炎），是儿科临床最常见的疾病之一。咳嗽系由于病邪刺激气管而出现的一种证候。如外感风寒或者风热、内热或者形体虚弱，皆能使气管受到刺激而引起咳嗽。所以，咳嗽虽然主要是肺经的病，但与其他脏腑都有关系。也即是说，由于其他脏腑的多种因素都能影响到肺气而发生咳嗽。

小儿腠理不密，容易感冒，表邪侵入，首先犯肺。因而，在冬春气候多变的季节，最容易引起咳嗽。

小儿如消化不良，以致脾为湿困，容易生痰，痰湿内蕴，则肺气不宣而发生咳嗽。

至于形体虚弱，久咳伤津，必致虚火上泛而肾气亏损，肾气不纳，则肺气更虚而咳嗽加剧。这是属于内伤。

咳嗽的情况很多，概括起来，不外乎外感与内伤两大类。

【治法述要】

关于小儿咳嗽的治疗，基本上不外三法，即："风则散之"，"盛则下之"，"久则补之"。也就是：有发汗者，有下泻者，有清补者。

一般风寒或者风热引起的咳嗽，主要都属于表证，在治疗上，应宣发肺气、疏通腠理，使病邪外达，风从表散，可以用解表法；如果没有汗，也可以发汗，使寒从汗解。也即是"风则散之"之意。

小儿多胃肠病，如积食化热、腹胀食减、痰湿阻滞，咳即作呕作吐。又："五更嗽多者为胃中有食积"。"上半日嗽多者此属胃中有火"。(《丹溪治法心要》）这类咳嗽，属于肺胃不和，积热内盛。如兼有大便干燥，可用下法，因为"肺与大肠相表里"，当积食不消或胃火太盛，往往一经泻下而热去咳止。

也即是“盛则下之”。而泻下之义不单系通大便，清热、泻火、利小便，使邪从下达，都为泻下，如用泻白散、导赤散、葶苈大枣泻肺汤等，都属于“盛则下之”。

至于久咳不止，虚热上泛，口燥咽干，出现潮热，“午后嗽多者属阴虚”（《丹溪治法心要》），则宜养阴清肺。如咳嗽气短，食减腹泻，则宜补脾益气。也即是“久则补之”。

小儿抵抗力低，容易感冒，更容易引起咳嗽，所以表证多。而小儿“阳常有余”，生长力旺盛，所以又是热证多、实证多。但是，多和少，只是相对的，阴阳也是如此，“阳常有余，则阴常不足”，因此，解表不宜过于发散，泻热要注意存阴。有可下之证，也只宜轻下，而不要峻下。

咳嗽有久暂之分，新咳多为外感，久咳多为内伤。外感咳嗽着重解表，但应佐以清热，内热与外邪方能同时清除。内伤咳嗽着重于补，但如有浮热，也应佐以清解。

小儿肺气不宣，容易引起脾胃郁热，湿热生痰，又影响肺气，湿重脾必困，热重胃必伤。因此，必须肺胃兼顾，还要照顾到脾，除清热而外，还须除湿豁痰。

如系久咳不愈，更应注意到脾。因为久咳不止，肺气必虚，肺主气，肺虚会导致中气不足，中气不足，又会影响到脾的运化，脾虚而痰湿阻滞，又反过来影响到肺的肃降，因此，肺与脾之间的相互影响是较为密切的。

除肺脾而外，还可以出现肺虚及肾而形成肺肾两虚；肺虚肝逆而形成肝火灼肺，逆传心包而形成心火伤肺。又如肺与大肠相表里，肺为水之上源，肺气虚也会使传导和排泄失调。因此，凡是表现以咳嗽为主证的疾病，必须注意到其他的兼证，从而考虑到肺和其他各个脏腑之间的关系，才能不会顾此失彼。而在治疗方法上，仍然是实则泻之，虚则补之，而泻不单纯是泻肺，如有心火则泻心火，如有肝热则泻肝热，如有肠热则泻肠热。补也是这样，不是单纯地补肺，而是脾虚则补脾，肾虚则补肾。当然，咳嗽毕竟是以肺为主体，无论是泻或者是补，应当是有主有从，主次兼顾。总的说来，不外解表、泻下、清补三法，而根据具体情况，作具体分析，在不同的情况下，采用不同的方法，如清燥、除湿、滋阴、降火、扶脾、补肾、泻大肠、利水道，都须加以配合，才能收到较好的效果。

【例方选介】

1. 风寒咳嗽

主证：咳嗽，发热，畏寒，头痛，有汗或无汗，喷嚏，鼻塞，痰清，脉浮紧或缓，舌苔薄白。

治法：散寒解表，化痰止咳。

例方：杏苏散加减（习用方）：

苦杏仁二钱　紫苏二钱　桔梗二钱　炒枳壳二钱　前胡二钱　荆芥穗二钱　薄荷一钱　黄芩二钱　甘草一钱

冬季无汗，加炙麻黄一克。

热甚，加知母二钱，淡竹叶二钱。

痰多，加橘红二钱，瓜蒌二钱。

2. 风热咳嗽

主证：咳嗽，微热或发热，有汗，咽干，痰黄稠，脉数，舌苔薄白或黄。

治法：祛风清热，止咳化痰。

例方：桔甘汤加味（习用方）：

桔梗二钱　甘草一钱　荆芥穗二钱　薄荷一钱　苦杏仁二钱　瓜蒌二钱　黄芩二钱　连翘二钱

咽部红肿，加牛蒡子二钱，大青叶三钱。

气粗、口渴，加生石膏四钱，知母二钱。

鼻衄，加丹皮二钱，焦山栀二钱。

痰多，加枳壳二钱，莱菔子二钱。

咳甚作呕，加枇杷叶三钱，竹茹二钱。

大便干燥，加熟大黄一钱。

3. 积食咳嗽

主证：咳嗽，作呕，口臭，痰稠，午后发热，手足心热，脉数，舌苔黄腻。

治法：消食导滞，清肺和胃。

例方：双解汤加减（习用方）：

桔梗二钱　枳壳二钱　苦杏仁二钱　瓜蒌二钱　焦三仙各二钱　黄芩二钱　陈皮二钱　甘草一钱

腹胀痞满，加厚朴二钱，青皮二钱。

口渴喜饮，加天花粉二钱，石斛二钱。

发热较甚，加知母二钱，生石膏四钱。

烦躁、津少，加葛根二钱，麦冬二钱。

大便干燥，加熟大黄二钱。

小便短黄，加车前草二钱，滑石粉三钱。

潮热、汗多，加地骨皮三钱，桑白皮三钱。

4. 暑湿咳嗽

主证：伤暑，咳嗽，痰多，倦怠，汗多，低热，脉沉缓，舌苔白腻。

治法：清暑祛湿，止咳化痰。

例方：清肺汤加减（习用方）：

苦杏仁二钱　冬瓜仁三钱　连翘三钱　桑叶二钱　茯苓二钱　桔梗二钱　橘红二钱　甘草一钱　鲜荷叶二钱

气短、虚烦，加沙参三钱，麦冬二钱，五味子一钱。

咳甚、痰甚，加川贝母二钱，知母二钱。

腹胀、胸闷，加厚朴花二钱，大腹皮二钱。

小便短黄，加木通一钱，滑石粉三钱。

5. 肺虚久咳

主证：经常咳嗽，痰清，低热，不耐风寒，脉细数，舌苔薄白。

治法：养阴清燥，润肺止咳。

例方：紫菀汤加减（习用方）：

炙紫菀三钱　款冬花三钱　沙参三钱　麦冬三钱　知母三钱　茯苓三钱　川贝母二钱　甘草一钱　地骨皮三钱

气虚汗多，加黄芪三钱，五味子二钱。

口渴，加天花粉三钱，石斛三钱。

纳差，加生稻芽三钱，山楂肉二钱。

咳痰不爽，加桔梗二钱。

6. 肺燥久咳

主证：咳嗽，低热，胸闷，痰清，痰中带血，或经常流鼻血，脉浮细，舌红少苔。

治法：清燥润肺，滋阴降火。

例方：清肺汤加减（习用方）：

茯苓三钱　鲜生地五钱　苦杏仁三钱　浙贝母二钱　焦山栀二钱　炒知母二钱　天冬、麦冬各二钱　桑白皮三钱　地骨皮三钱　甘草一钱

潮热不退，加嫩青蒿三钱，炙鳖甲三钱。

血出不止，加生地榆三钱，侧柏叶三钱。

两胁作痛，加青皮三钱，郁金二钱。

7. 脾虚久咳

主证：久咳，痰多，纳差，腹胀满，面黄肌瘦，大便溏，唇白，脉沉缓，舌苔薄。

治法：补脾益肺，止咳化痰。

例方：百合汤加减（习用方）：

百合三钱　炙紫菀三钱　党参三钱　白术三钱　茯苓三钱　法半夏二钱　陈皮二钱　五味子二钱　款冬花三钱　炙甘草二钱

怕冷恶风，加生姜 2 片，大枣 2 枚。

气短、多汗，加黄芪三钱，浮小麦三钱。

腹胀不消，加大腹皮三钱，枳壳二钱。

8. 肾虚久咳

主证：咳嗽不爽，腰背酸痛，小便频数，潮热，津少，脉沉细，舌质淡，少苔。

治法：滋阴纳肾，润肺止咳。

例方：地黄汤加味（习用方）：

生地黄三钱　山药三钱　丹皮二钱　茯苓三钱　山萸肉三钱　泽泻二钱　白前三钱　炙紫菀三钱　百部三钱

四肢发凉，加制附片二钱，桂枝二钱。

腰酸痛，加补骨脂三钱，菟丝子三钱。

烦躁、夜眠不安，加知母二钱，黄柏二钱。

【简易方选介】

1. 桔梗二钱，甘草一钱，水煎，当茶饮。

2. 鲜桑叶三钱，鲜枇杷叶三钱（刷净），煎水服，日服 2 次。

3. 青果 5 枚　白萝卜半个，煎水服，日服 2 次。治咳嗽、咽红肿有效。

4. 蜜饯橘饼，每用半个，煎水频服。治幼儿慢性气管炎、喉中痰声漉漉（lù，音“鹿”）有效。

【成药选介】

1. 通宣理肺丸（《六科准绳》方）

功能：清热解表，宣肺止嗽。

主治：风寒闭肺、脾湿内蕴引起之咳嗽气促、鼻塞声重、发热恶寒等症。

蜜丸，每服 1 丸，日服 2 次。小儿减半。

2. 橘红丸（《古今医鉴》方）

功能：清肺祛湿，止嗽化痰。

主治：肺胃湿热引起之咳嗽痰多、呼吸气促、胸中结满、口苦咽干等症。

蜜丸，每服 2 丸，日服 2 次。小儿减半。

3. 二陈丸（《局方》）

功能：祛湿消痰，和中调气。

主治：肺热脾湿引起之咳嗽痰盛、咳吐白痰、胸膈胀满、恶心呕吐等症。

水丸，每服6钱，日服2次。小儿减半。

小儿服成药，可用开水化服。

小儿哮喘

小儿哮喘（支气管哮喘）是一种常见病。临床表现为：突然发作，气促喘急，喉中有哮鸣声，痰多不易咳出；甚则抬肩欠肚（欠肚即肚腹波动的征象），呼气延长，气粗胸满，或气乏息微，往往不易平卧。经过一段时间，咳出痰涎，略见平静，稍停又复喘促。调治以后，逐渐缓解。但有的历久不愈，经常发作，形体瘦弱，影响健康。

中医认为：小儿哮喘的主要原因，系由于肺、脾两经的气不足，不耐风寒所致。明代儿科医生薛铠说："喘急之证，多因脾肺气虚，腠理不密，外邪所乘，真气虚而邪气实者为多"。（《保婴撮要》）由于气虚，抵抗力较弱，容易感受外邪。所以，在气候变化的时候，如感受风热或风寒，原来有哮喘的小儿，最易引起发作。除外感而外，痰湿、食积等原因，也能引起哮喘。

根据临床所见，一般急性支气管哮喘，多为热证、实证；一般肺脾虚弱、反复发作、已成慢性的，多为寒证、虚证。因此，小儿哮喘一证，不外乎寒热虚实。但是，寒热的转化，虚实的互见，在临证时，必须予以注意。

【治法述要】

小儿哮喘一证，虽然是肺经的病，但局部和整体总是相互关联的，尤其是与脾胃的关系更为密切。而哮喘的发作总有它的诱因，如外邪、痰湿、积食等。在治疗时，既要看到局部，也要照顾到整体；既要治标，也要治本。着重在于分别先后缓急。

在实际治法上，"若已发则散邪为主，未发则补脾为主"（《保婴撮要》）。

"凡久喘未发，以扶正气为要，已发以攻邪为主，气短者参芪补之。火炎上者降心火，清肺金。有痰者降痰下气为主。阴火上逆者补阴降火”。(《丹溪治法心要》)。

基于以上学说，在哮喘发作期，以平喘为主，采用宣肺、散邪、祛痰、定喘的方法。因喘急痰壅、肺胀胸满这类证候的出现，往往系因寒邪或风热使肺气闭塞所致；而痰火内郁，又会使肺气上逆，出现痰阻、气促。所以，宣肺、散邪实际就是开闭、降逆，使肺气肃降的功能正常。由于肺虚及脾，以致脾运不健，痰湿过多，就会上阻肺络而出现痰壅气促，所以，在宣肺、散邪的同时，必须祛痰，才能使喘促缓解而达到平喘的目的。

哮喘缓解后，以扶正为主。对小儿来说，扶正应着重于调理脾胃。一般脾胃较弱的小儿，消化不好，吸收不好，抵抗力就薄弱，不耐风寒，有哮喘病，如调护不好，就容易复发；如经常发作，又会使消化、吸收的功能减弱，以致形成恶性循环。有的哮喘反复发作的小儿，往往颜面苍白，或者面黄肌瘦，腹胀胸满，小便不利，或者尿频，四肢发凉，说明不仅是脾虚，肾气也被影响。因而，有些虚证哮喘，肺、脾、肾都要兼顾。

小儿易虚易实，哮喘又是一个虚实互见的疾病，在治法上一般是攻（散邪）补（扶正）兼施，而最重要的是调理。中医主张：“三分医药，七分调理”。脾胃的健全与否，关键在于饮食的调理，不能单靠药去补。至于饮食，应当是以素食为主，辅以适量的鸡蛋和肉食之类，要多吃蔬菜，少吃油腻。加上注意卫生，加强锻炼，药物才能起到相辅相成的作用。反复发作的支气管哮喘如此，其他慢性病也是如此，这样是不难根除病根而趋于康健的。

【例方选介】

1. 风热哮喘

主证：喘咳，气促，痰声漉漉，发热，有汗或无汗，唇红，舌苔薄白或薄黄，脉浮数。

治法：宣肺，清热，定喘。

例方：麻杏石甘汤加味（习用方）：

炙麻黄一钱　苦杏仁二钱　生石膏三钱　黄芩二钱　连翘二钱　前胡二钱　甘草一钱

无汗、痰甚、气促甚，加淡豆豉二钱，莱菔子三钱，葱白3寸。

热不甚、痰甚、气促甚，加紫苏子二钱，白芥子二钱，莱菔子三钱。

咳甚、汗多，加菊花二钱，桑叶三钱，枇杷叶三钱。

2. 风寒哮喘

主证：咳嗽喘促，面色苍白，喉间哮鸣，甚则张口抬肩，不能平卧，痰多，舌苔薄白，脉沉细或紧。

治法：宣肺，散寒，定喘。

例方：小青龙汤加味（习用方）：

炙麻黄一钱　桂枝二钱　细辛五分　法半夏二钱　五味子一钱　白芍二钱　干姜一钱　紫苏子二钱　橘红二钱　甘草一钱

气急、烦躁，加生石膏四钱。

口渴喜饮，加天花粉三钱，生石膏四钱，去干姜、细辛。

小便不利，加赤茯苓三钱。

咳甚，加苦杏仁三钱，炙紫菀三钱。

四肢厥冷、汗多，加制附片二钱，大红枣3枚，生姜3片，去干姜。

以上方药浅解：小儿哮喘，急性的以热喘为多，慢性的以寒喘为多。热喘多实，寒喘多虚。无论寒热，在哮喘发作时，都应首先考虑平喘。麻黄善于宣肺气、散风寒，为肺经专药，平素用以治热喘的麻杏石甘汤加味及治寒喘的小青龙汤加味，都是由《伤寒论》“麻黄汤”衍变而来的。麻黄汤治“恶风无汗而喘者”，麻杏石甘汤治“汗出而喘，无大热者”；小青龙汤治“伤寒表不解，心下有水气，……或喘者”。麻杏石甘汤以宣肺气的麻黄为主，加上清气分实热的石膏，苦降的杏仁，清热润肺的甘草，故有宣肺、清热、降逆、润肺的作用，作为治小儿热喘的主方是行之有效的。至于寒喘，则应以温散、辛开、酸敛、苦降为治。小青龙汤中的麻黄、桂枝、细辛、干姜、半夏都是辛温药，佐以酸苦的白芍、五味子，补脾润肺的甘草，故能温散肺寒而化痰饮，对于风寒闭肺、气逆痰多的一般寒喘较好，作为治疗小儿寒喘的主方也是行之有效的。再根据病情，进行加减，也是必要的。

麻黄虽能平喘，但其为发汗的峻剂，使用的剂量不要过大，小儿用1.5～3钱，不超过6钱。一般用炙麻黄，不用生麻黄。同时，甘草与麻黄等量。这样，既能发挥麻黄平喘的作用，也能避免它过于发汗的副作用。

至于表虚自汗，肺燥虚喘的，最好不用麻黄，以免过于发散而致气阴两伤。

关于偏于风寒的虚喘，选用小青龙汤，在喘平以后，即应停服，改用其他方剂调理。

3. 肺虚痰喘

主证：咳嗽喘急，胸满气逆，痰声漉漉，饮食不下，汗多，经常发作，苔白腻，脉缓。

治法：理肺，祛痰，平喘。

例方：尊生定喘汤加减（习用方）：

炙紫菀三钱　葶苈子三钱　紫苏子三钱　五味子二钱　法半夏二钱　橘红三钱　厚朴二钱　苦杏仁三钱　茯苓三钱　甘草一钱

痰甚、大便干燥，加全瓜蒌三钱，桔梗三钱，去法半夏。

口渴、痰甚，加天花粉三钱，海蛤粉三钱，去法半夏。

汗甚、喘甚，加银杏仁三钱，白芍二钱，去紫苏子。

口淡无味、不思食，加黄芩二钱，生稻芽三钱。

4. 脾虚痰喘

主证：喘咳痰多，气短体倦，食少无味，畏风，自汗，苔薄白，脉虚大。

治法：益气，和脾，定喘。

例方：益气定喘汤加减（习用方）：

党参三钱　黄芪三钱　茯苓三钱　白术三钱　炙紫菀三钱　银杏仁三钱　橘红三钱　甘草二钱

咳嗽较甚，加款冬花三钱，桑白皮三钱。

自汗不休，加五味子二钱，浮小麦三钱，大红枣 3 枚。

痰甚恶心，加姜半夏二钱，竹茹二钱。

自汗肢冷，加桂枝三钱，制附片二钱。

5. 肾虚痰喘

主证：咳喘痰多，自汗，耳鸣，气短，四肢逆冷，夜多小便，苔光，尺脉虚大。

治法：育阴，补肾，定喘。

例方：育阴定喘汤（习用方）：

制首乌三钱　五味子二钱　海浮石三钱　炙紫菀三钱　款冬花三钱　补骨脂三钱　麦冬三钱　海蛤粉三钱　甘草二钱

四肢逆冷不解，加制附片三钱，肉桂一钱。

纳差不思食，加陈皮三钱，生稻芽三钱，去麦冬。

尿频，加菟丝子三钱，桑螵蛸三钱。

小儿哮喘一证，多因脾肺气虚，已在治法中论及。关于虚证的治疗，在哮喘发作时，应看到正邪两个方面，往往是会出现正虚邪实的情况。如单一的补，则病邪稽留难去；如单一的攻，则正气会更加受损。补脾、补肾，应在哮喘稍微缓解时进行。小儿虚实容易转化，攻补都不要过。同时，无论热喘或寒喘，往往伴有消化不良，即所谓夹食，食滞则容易生痰，除消食而外，还应着重祛痰。治食痰用枳壳、桔梗、莱菔子之类，治热痰用瓜蒌、竹沥、天竺黄之类，治燥痰用贝母、知母之类，治湿痰用半夏、陈皮之类。而祛痰定喘、泻肺行水的葶苈子，清肺化痰、软坚散结的海浮石、海蛤粉，下气消痰、利膈宽肠的紫苏子等，对于小儿咳喘痰多较为相宜。可根据病情选择，作为主方的辅佐药。

平喘以后，进行调理，小儿着重于扶正补脾，以下列方剂为治：

清肺养脾汤（习用方）：

南沙参三钱　北沙参三钱　炒白术三钱　天冬、麦冬各二钱　茯苓三钱　山药三钱　莲子肉三钱　橘红三钱　桔梗三钱　甘草一钱

上方可以用 5 剂研为细末，炼蜜为丸，每丸 6 钱，每天服 2 次，每次 1 丸。

小儿肺炎

小儿肺炎是一种常见病，一年四季都可发病，尤其是在冬春两季最为多见。一般临床表现为发热、咳嗽、气喘、颜面苍白，甚则出现青紫、喘憋、鼻翼扇动等症。

中医认为，小儿肺炎系由于外感风邪所引起的，属于温热病的范围。清代叶天士说："温邪上受，首先犯肺"，"春月暴暖忽冷，先受温邪，继为冷束，咳嗽痰喘最多"。这些论述，对于认识和探讨本病的主要侵犯部位、发病季节、原因及主要证候的表现，都是有帮助的。

肺为娇脏，司皮毛开阖，主一身气化，通调全身水道，下输膀胱，故其性以下降为顺，上行则逆。风邪犯肺，则肺气上逆，故发为咳嗽、气急等症；肺气上逆，又使水液运化不灵，水气阻滞，则凝而为痰，痰随气逆，则喘咳痰多；气滞则血滞，肺气阻塞，则血滞而不畅，所以出现颜面苍白，甚则有口唇、指甲青紫等血气瘀滞的现象。肺开窍于鼻，肺为热邪熏蒸，则清窍不通，津液受损，故出现啼哭不见涕泪，甚则有鼻翼扇动等症。

风邪犯肺，一般仍有风寒、风热之分。如系风寒，则证见恶寒、发热、头痛、无汗、口不渴、苔白腻。如系风热，则证见恶风、发热、有汗、口渴、舌质红、苔薄白或薄黄。但本病主要是温热病，即使外感风寒，也只是一种诱因，而内在的因素是温热，也即是"先受温邪，继为冷束"而形成热为寒闭，由于热多于寒，往往寒从热化。所以，仍属于热证。

温热病容易传变，而各脏之间又是互相影响的，故肺一受病，容易牵连到其他各脏。如高热稽留不退，侵及心包，则会出现神昏谵妄；如影响到肝，引起肝风内动，则会出现惊掣（chè，音彻）抽搐；如影响到脾，或素来就脾胃较弱，则会出现腹胀、腹泻。如病势不能及时被控制，形成正虚邪实，则可能出现心阳衰竭、内闭外脱等危重证候。

至于体质素弱的小儿，由于禀赋不足，容易感受本病。而其他疾患如表邪不解，形成肺闭，出现咳喘，可以转为肺炎，有的麻疹、百日咳，经治不愈，也可能合并出现肺炎。像这一类，往往病程较长，病情较重。因此，对于本病必须慎重地进行探讨和防治。

由于证有轻重，病有深浅，体有强弱，应加以区别，辨证论治。

【治法述要】

小儿肺炎，主要是由于温邪犯肺，肺气不宣，所以出现发热、咳嗽、痰多、气促、喘憋等症。《医宗金鉴幼科》所称之“风寒喘急”、“火热喘急”，以及近代中医书籍所称之“肺风痰喘”、“肺闭喘咳”等，皆系指本病而言。同时都指出了这是一种以发热、痰多、喘咳为主症的肺部疾患。

在治法上，采用宣肺、祛痰、清热、解毒、定喘、止咳为主。

闭者宜开。风寒、风热袭肺，皆使肺气闭而不宣，肺气闭塞，则郁而生痰，痰阻肺络，则肺胀喘急。宣肺、祛痰，也即是解表邪、去痰阻、开闭降逆，使肺气畅达。

热者清之。肺炎是一种热证，即使有寒邪，但内蕴热邪，故多见寒包热郁之证。单一解表，往往汗出而热不解，甚则持续不退。所以，在宣通肺气的同时，必须清肺热、解温毒。而用以解表的方药中辛凉应重于辛温，以免化热化火，或过于发散，使津液受伤。

肺炎喘咳，主要由于热邪温毒，毒盛则热盛，热盛则伤阴，他不同于一般的寒喘，治宜清凉，而不宜过早使用辛燥和收敛的药物，才能养阴降火，保存津液。

至于其他变证，如火热闭肺，发热持续不退，则应着重泄热；如出现昏迷、抽风，则应着重息风、开窍；如出现气阴两虚，则应育阴潜阳。而小儿肺炎多为上盛下虚之证，如高热、喘憋、鼻翼扇动等热象不解，又同时出现四肢厥冷、小便清长、大便溏泄、腹胀等症，则应当考虑既要开闭泄热，又要存阴救逆。对心阳衰竭者，则应回阳救逆。现分别论治如下：

【例方选介】

1. 发热，咳嗽有痰，烦躁不安，面赤唇红，无汗或微汗，舌苔薄白，脉浮数（相当于轻型）。

治法：辛凉解表，清热开肺。

例方：麻杏石甘汤加味第一方（习用方）：

炙麻黄一钱　苦杏仁二钱　生石膏四钱　黄芩二钱　金银花二钱　连翘二钱　板蓝根三钱　甘草一钱　淡竹叶二钱

汗多，加薄荷一钱，桑叶二钱，去麻黄。

咳甚，加前胡二钱，枇杷叶二钱。

喘甚，加葶苈子二钱，莱菔子二钱。

热甚，加知母二钱，山栀子二钱。

2. 高热不退，汗出，口干，烦躁不安，痰鸣气促，喘憋，颜面苍白，唇红，苔黄，舌燥少津，脉急数（相当于重型）。

治法：辛凉泄热，涤痰定喘。

例方：麻杏石甘汤加味第二方（习用方）：

炙麻黄二钱　苦杏仁三钱　生石膏六钱　连翘三钱　板蓝根三钱　知母三钱　山栀子三钱　鱼腥草三钱　黄芩三钱　甘草一钱

喘甚、痰多，加紫苏子二钱，葶苈子二钱。

口渴喜饮，加天花粉三钱，玉竹三钱。

大便干燥、腹胀满，加熟大黄二钱，枳实二钱。

3. 高热不退，痰鸣气短，喘憋，颜面青紫，精神萎靡，四肢厥冷，胸高腹胀，二便失禁，舌赤，干燥无津，苔黑，或舌光无苔，脉散大。

治法：扶正救逆，存阴开闭。

例方：生脉散加味（习用方）：

党参三钱　麦冬三钱　五味子二钱　玄参三钱　生地黄三钱　莲子心二钱　菖蒲二钱　天竺黄二钱　连翘三钱　甘草一钱

肺炎重证，还可能出现高热持续不退、昏迷、抽风、虚脱等症，根据病情作如下论治：

清肺泻热，适用于温邪化热，证见：高热持续或起伏，口干渴，烦躁不宁，舌绛苔黄，脉洪、滑、数。方用三黄石膏汤加味（习用方）：

黄连一钱　黄芩二钱　黄柏二钱　生石膏四钱　板蓝根三钱　大青叶三钱　知母二钱　紫花地丁三钱　赤芍二钱　甘草一钱

开窍化浊，适用于热闭清窍，证见：神识不清，昏迷，或妄言谵语，狂躁不安，舌苔黄腻，脉洪数。方用清肺饮加减（习用方）：

生地黄三钱　生石膏五钱　郁金二钱　知母二钱　山栀子二钱　麦冬三钱　菖蒲二钱　黄连二钱　黄芩二钱　薄荷二钱　甘草一钱

息风镇惊，适用于肝风内动，证见：抽搐，项强，两目上视，甚则角弓反张，牙关紧闭，苔黄或白，脉弦滑。方用钩藤饮加减（习用方）：

钩藤二钱　天麻二钱　清半夏二钱　白僵蚕三钱　水牛角（或广角）二钱（先煎）　连翘三钱　干地龙二钱　生白芍三钱　生桑枝四钱　甘草一钱

回阳救逆，适用于心阳衰竭，证见：上盛下虚，高热气喘，四肢厥冷，汗多，舌尖赤，无津，脉虚大。方用参附汤加味（习用方）：

人参三钱　制附片三钱　五味子二钱　生龙骨三钱　生牡

蛎三钱

浓煎频服。

育阴潜阳，适用于气阴两虚，证见：精神萎顿，面色青灰，两颧淡红，四肢厥冷，气急鼻扇，出冷汗，舌尖红少津，脉细数。方用复元汤加减（习用方）：

红人参二钱　制附片二钱　熟地黄三钱　生龙骨三钱　生牡蛎三钱　生龟甲三钱　生鳖甲三钱　炙甘草二钱　知母二钱　白芍二钱

针灸疗法：

主穴：尺泽、列缺、肺俞。

高热，加曲池、合谷、大椎。

痰盛，加丰隆、太渊。

抽风，加行间、神门、照海。

昏迷，加中冲、内关、人中。

虚脱，灸气海、关元。

4. 小儿肺炎在恢复期，由于体质较弱，余热未尽，证见：低烧潮热，久咳不止，或纳差消瘦，脉细数，舌淡少苔。

治法：滋阴益气，清肺和胃。

例方：清和汤加减（习用方）：

南沙参三钱　麦冬二钱　青蒿三钱　黄芩二钱　生稻芽三钱　知母二钱　桑白皮三钱　地骨皮三钱　甘草一钱　枇杷叶三钱

小儿肺炎，发病急，变化快，护理与治疗都很重要，要注意清洁卫生，安静，要保持室内空气流通，但不要受风、着凉，衣被不要太厚。饮食方面宜清淡素食，尤其是痰多热重时，更不宜吃油腻香燥的食品。对危重患儿，应中西医结合，及时采取措施，给予输氧、输液等必要的疗法，才能提高疗效，缩短疗程，促进肺炎患儿早日恢复健康。

小儿顿咳

顿咳即百日咳，又名“鹭鸶（lù sī，音“路丝”，鸟名）咳”，或称为“疫咳”。因其咳时为阵发性连续咳嗽，故名为顿咳。每阵咳后，伴有水鸡啼样深吸气声，且颈项伸引，形如鹭鸶，故又称为鹭鸶咳。疫咳，则是说这是一种带有传染性的咳嗽病，故应加强对本病的预防。

本病多发生于冬末春初，2～4 岁幼儿发病较多。其特点是咳嗽由轻到重，病程较长，所以，习惯上通称为百日咳。其经过一般分为初、中、末三期。

初期（初咳期）：约 7～10 天，证候与感冒相似，咳嗽、流鼻涕、微微发热。一般热退后咳嗽逐渐加重，白天较轻，夜间较重。如《千金要方》指出：“小儿嗽，日中差，夜甚，初不得息”。在流行季节，如遇这种情况，应注意是否有百日咳接触史，并考虑是否已经患有百日咳。

中期（痉咳期）：自出现阵发性痉挛性咳嗽开始约 4 周，重的可延至 2 月。顿咳的证候很典型，咳时顿呛，每天阵发十余次或数十次，咳嗽发作时，连声不断，面部潮红，涕泪交流，往往以深吸气而暂时停止；吸气时喉间有笛音如水鸡鸣声，稍停复咳，每每呛咳二三次后，咳出痰液，或将乳食呕出，方才停息。但不久后又复发作。在剧烈咳嗽时，有时会出现痰中带有血丝，或引起鼻衄。久咳不止，兼之呕吐，小儿甚为痛苦。《本草纲目拾遗》关于鹭鸶咳曾指出：“顿呛，从小腹下，逆上而咳，连嗽数十声，少住又作，甚或咳发必呕，牵制两胁，涕泪皆出，连月不愈”。其描述与百日咳痉咳期的表现基本相符。但小婴儿常无典型的痉咳，代之以阵发性发憋、青紫，甚至抽风，故应予注意。

末期（恢复期）：在此期间，临床证候由重减轻，咳嗽发作次数减少，咳嗽程度减轻，其他症状亦逐渐消失，约 2～3 周而趋于痊愈。

【治法述要】

中医认为，本病系由于外感时邪，内蕴痰湿所致。小儿抵抗力较弱，容易感受时邪，时邪中人，首先犯肺，肺气闭阻，则咳嗽、痰多。冬末春初，气候多变，小儿尤多寒热夹杂之证。寒邪伤肺，初期证见咳嗽、流涕、痰多清稀；继而寒从热化，火热熏肺，则咳嗽加剧，痰多粘稠。久咳不止，肺阴虚损，故见日轻夜重。阴虚肺燥，容易引起痰热阻肺，热伤肺络而出现痰黄稠、痰中带血、或鼻衄。痰湿阻滞，胃火冲逆，故咳即作呕作吐。

基于以上所述，在治法上，初期一般宜于宣发肺气，使邪从外达；中期宜于清燥润肺，以减轻病势；末期宜养阴清肺，以促进恢复。

【例方选介】

1. 初咳期

主证：咳嗽，流清鼻涕，间有微热，咳时涕泪交流，苔薄白，脉浮数。

治法：宣肺散寒，清热化痰。

例方：甘桔汤加味（习用方）：

桔梗三钱　甘草一钱　荆芥穗二钱　薄荷一钱　前胡二钱　青黛一钱　海蛤粉三钱　陈皮二钱　竹茹二钱　枇杷叶三钱

咳声不爽，面赤口渴，发热较重，鼻塞，无汗或少汗，用下列处方：

炙麻黄二钱　苦杏仁三钱　生石膏四钱　桔梗三钱　白前三钱　前胡二钱　黄芩二钱　甘草一钱　枇杷叶三钱

2. 痉咳期

主证：阵发性痉挛性咳嗽，日轻夜重，咳即作吐，眼睑浮肿，有时痰中带血，口鼻呛血，苔黄腻，脉浮数。

治法：清燥润肺，祛痰止咳。

例方：宁嗽汤加减（习用方）：

炙紫菀三钱　麦冬二钱　知母二钱　百部三钱　款冬花三钱　桔梗二钱　甘草一钱　海浮石三钱　鲜芦根三钱

痰中带血，口鼻呛血较重，用下列处方：

苦杏仁三钱　冬瓜仁三钱　鲜芦根三钱　桃仁二钱　炙紫菀三钱　麦冬二钱　鲜茅根三钱　知母二钱　甘草一钱

3. 恢复期

主证：咳嗽逐渐减少、减轻，痰少，两颧发红，潮热，微汗，舌质红，苔薄，脉细数。

治法：养阴清肺，益气和中。

例方：参麦汤加味（习用方）：

南沙参三钱　麦冬二钱　生稻芽三钱　陈皮二钱　桔梗二钱　茯苓三钱　川贝母二钱　知母二钱　桑白皮三钱　地骨皮三钱　甘草一钱

【简易方选介】

1. 鸡苦胆一个，取汁，加白糖适量，蒸后加开水冲服。1岁以内小儿3天一个，2岁以内2天一个，2岁以上每天一个。一般可服用二三个。

如无鸡苦胆，可用猪苦胆，一个猪苦胆约相当于5～6个鸡苦胆。

2. 白前三钱　百部三钱　白梨（用清水洗净，连皮切碎）一个，同煎，可以少加白糖，每天服2～3次（去渣饮汤），连服五六天。

3. 大蒜一枚，去皮捣烂，加白糖适量，每天一个，冲开水，分2次服。如不习惯，可将大蒜煮熟，加糖，冲开水服。

4. 鲜芦根一两　鲜茅根一两　冬瓜仁五克，水煎，每天一剂，当茶饮，可连服数日。

小儿痄腮

小儿痄腮（流行性腮腺炎）是一种传染性疾病。以学龄儿童较易感染，四季都可发病，但以冬春两季较为多见。

《诸病源候论》认为，本病与喉痹（喉炎）都是风毒所致。本书指出："………风热毒气，客于咽喉颔颊之间，与血气相搏，结聚肿痛"。

《活幼心书》也认为是一种风毒，指出："毒气蓄于皮肤，流结而为肿毒。………多在腮颊之间，或耳根骨节之处"。

本病是以耳垂为中心的腮腺肿胀为其特征，而其肿胀可以延及颈、颊及颌部。一侧或两侧俱可发生。初起先见于一侧，继而延及对侧；也有两侧同时发生。起病时，除局部灼痛肿胀而外，一般没有其他症状。或只是轻微发热，或咽部不适。由于咀嚼时疼痛加剧，可能出现纳差食少。

有的重症，除一般症状外，可能出现寒热往来、嗜睡、呕吐、头痛等较为明显的症状，但很少引起惊厥。

成年男子可能合并出现睾丸炎，睾丸红肿胀痛。一般 12 岁以下男孩较为少见。

自发病至腮腺肿胀消失，恢复正常，约 10 天左右。

个别的腮腺高肿色红灼热，毒滞化脓，即所谓"重则成痈成疖"。这类情况也较为少见。

基于以上所述，风邪外乘，湿热内蕴是引起本病的主要原因。风邪热毒聚于头面两侧耳下腮部，证见肿胀疼痛、恶心呕吐，或合并睾丸肿痛，是与足三阳胃、胆、膀胱三经有关。基本上都是一种热证、实证。但因容易相互传染，所以必须注意隔离。

【治法述要及例方选介】

痄腮的治疗，着重于清热解毒，佐以软坚散结。由于风毒壅滞少阳经络，故应以清肝利胆、疏风消毒为主。而软坚散结，只可用宣、通之剂，以去其壅滞，而不要过于攻伐。壅滞既去，则风散毒解，自然会达到消肿止痛的治疗目的。在局部用药外敷，也有一定作用，但要注意保护皮肤，药涂得太厚或干裂，反而会增加疼痛，或使肿处皮肤受伤，引起感染化脓，所以，外用药要调得滋润，也不要涂得太多，才好换药而不致于影响皮肤。

由于体质的强弱，病邪的深浅，以及有无兼证，故在证候表现上有轻重之分。但变化不大，在治疗原则上基本一致，一般以清热、解毒、消肿为治，除基本方而外，根据病情，随症加减。

主证：腮颊一侧或两侧肿胀，酸痛拒按，吞咽不便，表证不明显，精神正常，脉象、舌苔无明显变化，无其他兼证。

治法：清热解毒。

例方：清解汤（习用方）：

龙胆草三钱　黄芩二钱　连翘三钱　板蓝根三钱　蒲公英三钱　甘草一钱　山栀子二钱　夏枯草三钱

随症加减：

恶寒、发热、头痛、身疼，加羌活二钱，柴胡二钱，白芷二钱。

热甚、口渴、烦躁，加生石膏三钱，黄连一钱。

恶心、作呕，加藿香二钱，橘叶二钱，竹茹二钱。

嗜睡、神昏、项强，加黄连一钱，石菖蒲二钱，葛根二钱。

头痛、惊厥，加防风二钱，钩藤二钱，白芷二钱。

咽部红肿疼痛，加马勃二钱，锦灯笼二钱。

大便干燥，加全瓜蒌三钱，熟大黄一钱。

小便短黄，加滑石粉三钱，车前草二钱。

睾丸肿胀疼痛，加橘核三钱，荔枝核三钱，枳壳三钱，延胡索三钱。

外用药：

1. 金黄散（如意金黄散），成药。用清茶加蜂蜜少许，调敷肿处，每日换1次。

2. 简易方：

芙蓉花叶　鲜蒲公英　鲜马齿苋　鲜野菊花叶　鲜鸭跖草以上各药，任选其中一种，洗去尘土，捣细敷肿处。

预防方：

贯众二钱，板蓝根三钱，甘草一钱，用水煎，日服2次。在流行季节，连服3天。可以减少发病，如已发病可以减轻症状。

小儿麻疹

麻疹是一种常见的小儿传染病，多发生于冬春季节。在我们国家，由于对麻疹采取了各种有效的防治措施，发病率已经显著降低。

麻疹是一种热性病，传染力强。中医认为是“内蕴热毒，外感天行”的疾病。主要的症状是发热，咳嗽，流清鼻涕，眼泪汪汪，口腔颊黏膜上有粟形小白点，耳轮、指尖发凉，耳后、项背先出现鲜红色皮疹，以后由上至下，遍及全身。

与此同时，在出疹期，除发热、咳嗽等症外，还可见腹痛腹泻、咽红喉痛及其他兼证。故麻疹为“五脏皆见病证，肺经见证独多”的一种全身性疾病。

由于气候、环境以及小儿体质的强弱等各种不同因素的影响，在临床上所表现的证候也有所不同。根据病情轻重的表现，一般分为顺证、逆证及险证。顺证经过良好，逆证比较严重，险证多属危急。

一般发育正常、身体健康的儿童，在出疹时气候温和，经过良好，多为顺证，只要调理得当，即使不用药，也能痊愈。

部分身体较弱的儿童，在出疹时又遇气候不良，暴冷暴热，以致当出不出，这样会引起其他病变，形成逆证，应注意医药调理。

个别身体素弱的儿童，如因外感内热太盛，或兼有其他疾患，以致疹出不透，或一出即收，变证危急，象这类险证，更应抓紧治疗。

总之，麻疹的变化虽大，但是否发生变化，关键在于疹子是否能够出透，开始治疗就必须慎重。顺和逆是相对的，险证也是由于病情的演变而产生的。因而，顺证也必须注意，不能疏忽大意，否则也会逆转；而逆证如能加紧治疗，慎于调理，也能转逆为顺。对于险证如能提早预防，及时治疗，同样也能转危为安。

【治法述要】

麻疹一般分为疹前期、出疹期及疹退期三个阶段。从发生到收没，有一定的过程，因为它是由内而外，由里及表，所以，在治疗方法上，以宣透清解为主。初期尤为重要，如已确诊为麻疹，即须透发，使疹毒外透；中期疹已外达，仍宜顺势宣透，使其完全出齐；末期疹已出透，应当清解托免，使其逐渐收没。

初期着重在于透发，应以治疗本病为主，用药宜专，往往麻疹一透，其他兼症亦随之而轻减，不要因为一时大便干结而去泻下，更不要因为咳嗽较重而加止咳宁嗽之药，以免疹毒内滞而发生逆转。

在出疹期，每天早、午、晚，患儿较为烦躁，疹子也显得格外红透，过一段时间，又比较安静，疹子的颜色也稍淡，这也是正常的，在这重要的阶段，仍以宣透清解为主。

在出疹期间，病儿往往有轻度昏迷，幼儿还可能出现轻度的惊掣，但均无碍。同时，一般都兼有小便减少或大便泄泻的情况，这也无碍。

麻疹出透与否，应以精神是否安定，呼吸是否均匀，神志是否清楚，经过是否轻快，以及是否有汗、涕、泪、唾液、小便等来分析观察。根据患儿的身体情况，有些患儿手足心部分麻疹显露得又多又透；有的只隐约可见，不可能都一样，只要一般都正常，就不要去过于升提。

总之，在整个治疗过程中，初期不宜过多使用寒凉药，过早地去退热；中期不宜使用收敛性药物去止咳；末期不宜过于滋补去止泻。着重在于宣透、清热、解毒。其中宣透一法，使用辛平、辛凉药应重于辛温，如过于表散，会使津液受伤。热性病着重要存阴，但又不宜滋腻，过于滋腻，会使疹毒内滞而不易外达。麻疹在各个阶段，可能出现各种不同的变证，应作具体分析，分别论治。

【例方选介】

1．疹前期（初期）

主证：发热，咳嗽，流清涕，喷嚏，两腮发红，眼皮微肿，目赤羞明，眼泪汪汪，体倦神疲，不思饮食，口内颊黏膜上有小白点，脉数，苔薄白。

治法：辛凉宣透。

例方：葛根解肌汤加减（习用方）：

葛根二钱　牛蒡子二钱　荆芥穗二钱　前胡二钱　防风二钱　连翘二钱　金银花二钱　桔梗二钱　甘草一钱

表不透或伴有腹泻较剧，加升麻一钱。

恶心作呕，加竹茹二钱。

燥热过甚，加黄芩二钱。

衄血，加白茅根三钱，藕节三钱。

小便赤涩，加木通二钱。

2．出疹期（中期）

主证：发热、咳嗽等症较初期为重，先从耳后、前额、项背部出现疹点，逐步由头面颈部遍及躯干四肢，开始时疹点分明，如疹毒较盛，可见大片融合，颜色红紫，脉数，舌质红，苔薄黄。

治法：宣透清解。

例方：升麻葛根汤加减（习用方）：

升麻二钱　葛根二钱　牛蒡子二钱　金银花三钱　连翘三钱　桔梗二钱　荆芥二钱　防风二钱　甘草一钱　淡竹叶二钱

表邪较重，加苏叶一钱，前胡二钱。

胃热重、舌焦黄，加黄芩二钱，石斛二钱。

舌绛、大渴引饮，加生石膏四钱，生稻芽三钱，知母二钱。

疹色红紫，加丹皮二钱，赤芍二钱。

疹色淡而不红，加紫草二钱，浮萍二钱。

小便短黄或赤涩，加木通二钱，鲜芦根四钱。

3. 疹退期（末期）

主证：出疹三四天，体温逐渐下降，疹子从头面、躯干、四肢逐渐隐退，其他症状亦见改善，四五天后皮肤有糠状脱屑，短时间内表皮留有棕色痕迹，不久即可消失，脉浮缓，苔薄黄。

治法：清热解毒。

例方：清解汤加减（习用方）：

金银花三钱　连翘三钱　黄芩二钱　蝉蜕一钱　桔梗二钱　生稻芽三钱　甘草一钱　淡竹叶三钱

大便干燥，加熟大黄一钱。

小便短黄，加车前草二钱。

食欲不振，加炒神曲三钱，炒枳壳二钱。

疹后低烧潮热，纳差食少，面黄肌瘦，精神不振，宜调理脾胃。方用异功散加味（习用方）：

北沙参三钱　炒白术三钱　茯苓三钱　陈皮二钱　知母二钱　黄芩二钱　嫩青蒿三钱　焦三仙各二钱　炙甘草一钱　地骨皮三钱

疹后久咳不止，间有低烧，口干，多汗，宜养阴清肺。方用沙参麦冬汤加减（习用方）：

南沙参三钱　麦冬二钱　炙紫菀三钱　白前三钱　款冬花三钱　知母二钱　连翘三钱　桑白皮三钱　地骨皮三钱　甘草一钱

痰多，加贝母二钱，桔梗二钱。

纳差，加炒神曲三钱，焦麦芽三钱。

【麻疹变证】

麻疹由于各种不同的原因，可能发生各种不同的变证。如风邪、火毒、食积、痰湿等过盛，都能使麻疹闭而不透，出现当出不出、见点不透或收没太快等逆证、险证。

1. 风邪所闭

主证：恶寒，发热，鼻塞，气粗，面色微青，手足发凉，大便清利，小便短少，口渴，无汗，脉浮紧，舌质红，苔白。

治法：宣透解表。

例方：荆防败毒散加减（习用方）：

荆芥三钱　防风三钱　薄荷一钱　羌活一钱　前胡二钱　葛根二钱　升麻一钱　淡豆豉三钱　牛蒡子三钱　葱白3寸

如手足痉挛，眼白上视，另用水牛角三克至五克，锉为粗末，煎水兑汤药服。

2. 火毒所闭

主证：发热，面赤，肌肤灼热，舌燥唇裂，扬手掷足，喜就凉处，大便闭塞或泻痢，脉洪数，舌质红，苔黄燥。

治法：清火解毒。

例方：凉膈散加减（习用方）：

黄芩二钱　山栀子二钱　连翘三钱　熟大黄二钱　薄荷二钱　牛蒡子三钱　金银花三钱　知母二钱　甘草一钱　鲜芦根四钱

如出现神昏谵语，加水牛角粗末三钱，石菖蒲二钱。

3. 食积所闭

主证：面色微黄，四肢懒动，吞酸嗳腐，身热口燥，胸膈痞满，脉缓，舌苔黄腻。

治法：消食导滞。

例方：和胃汤加减（习用方）：

连翘三钱　枳壳二钱　葛根二钱　炒神曲三钱　莱菔子三钱　黄芩二钱　青皮二钱　厚朴二钱　茯苓三钱　甘草一钱

如腹胀硬、昏睡、气急、大便不通，加熟大黄二钱，黄连一钱。

4. 痰湿所闭

主证：痰涎满口，气急发喘，咳痰不出，脉滑，舌苔白腻。

治法：涤痰平喘。

例方：葶苈丸方加减（习用方）：

葶苈子三钱　瓜蒌仁三钱　桔梗二钱　连翘三钱　胆南星二钱　莱菔子三钱　白芥子二钱　枳壳二钱　甘草一钱　竹茹二钱

如高热、神昏、大便不通，加菖蒲二钱，熟大黄二钱。

以上四种闭证，俗称“闷疹”，应如上述随证论治，若疹点已现，证见轻减，即以清凉宣透之剂为治。

如见点不透，身热无汗，头痛，疹色淡红，宜在升麻、葛根、桔梗等升提药中加紫苏二钱，川芎二钱。

如当出不出，或收没太快，而又用药不及之际，以下两种外治法，可以选用：

（1）好白酒二三两，用开水烫热，用洁净小毛巾蘸热酒擦熨，先从头面、前胸、后背熨起，一直到四肢、手脚掌心，熨擦遍后，用被覆盖。

（2）鲜芫荽四两，煎水，沸后去渣取汁，加入白酒一小杯，用布蘸汁，遍擦全身，擦熨方法同上。

使用这些方法时，事先作好准备，不要当风，擦熨时，手要轻，动作要快；擦熨后，用被盖好，让患儿安静，微微取汗，疹子即可透出。

当出不出或收没太快，皆指出疹期而言，如疹出较稀，但无他证，就不要过于升提。

【麻疹合并肺炎】

中医认为：麻疹为“肺经见证独多”的一种疾病。因而最长见的合并症是肺炎。由于疹毒的关系，它不是一般性的肺炎；而已经合并肺炎，又不是单纯的麻疹。

疹前期或出疹期，如风寒、风热闭肺，或热毒过盛，都能引起并发肺炎。已经合并有肺炎，则会影响麻疹的顺利透发，疹毒内蕴则会使肺炎加剧。但如能使疹毒外透，则肺炎亦可随之减轻。

在治法上，清热解毒既适用于麻疹，也适用于肺炎，而宣肺解表，使毒邪外透，对二者也是相宜的。至于选方用药，则应作具体分析，随证论治。现分别论治如下：

1. 风邪闭肺

主证：高热不退，咳嗽痰喘，呼吸迫促，口唇、指甲青紫、发绀，鼻翼煽动，无汗或少汗，疹点照常外透，脉浮紧，舌质红，苔薄黄。

治法：宣透清解。

例方：麻杏石甘汤加味（习用方）：

炙麻黄二钱　苦杏仁三钱　生石膏四钱　金银花三钱　连翘三钱　牛蒡子三钱　薄荷一钱　葛根二钱　甘草一钱　淡竹叶三钱

2. 热毒内蕴

主证：高热不退，咳嗽喘憋，疹色深红紫暗，密结成片，出现鼻衄，唇焦，脉洪数，舌干少津，苔黄。

治法：清肺泄热。

例方：石膏汤加味（习用方）：

生石膏五钱　知母二钱　黄芩二钱　黄连一钱　牛蒡子三钱　大青叶三钱　连翘三钱　山栀子二钱　丹皮二钱　甘草一钱

3. 毒热内陷

主证：高热持续或起伏，烦躁不宁，或出现神志不清，两目上视，脉沉数，舌质红，苔黄。

治法：解毒清心。

例方：败毒饮加减（习用方）：

生石膏四钱　黄连一钱　山栀子二钱　菖蒲二钱　连翘三钱　知母二钱　水牛角三钱（先煎）生稻芽三钱　麦冬三钱　甘草一钱

4．惊厥抽搐

主证：项强，两目上视，甚则角弓反张，牙关紧闭，或四肢震颤，脉弦紧，舌苔薄黄。

治法：平肝息风。

例方：钩藤饮加减（习用方）：

钩藤二钱　水牛角三钱（先煎）　菊花三钱　白芍二钱　干地龙二钱　蝉蜕一钱　天麻二钱　黄芩二钱　甘草一钱　生桑枝四钱

针刺：十宣、人中、印堂、百会。

5．虚弱衰竭，年龄幼小或先天不足的患儿，由于体弱，容易引起衰竭，出现气阴两竭之虚脱。

主证：发热烦躁，咳嗽不爽，唇干齿燥，脉虚数舌净无苔。

治法：益气育阴。

例方：复脉汤加减（习用方）：

党参三钱　麦冬三钱　五味子三钱　白芍三钱　生龟甲三钱　生牡蛎三钱　知母二钱　生地黄三钱　炙甘草二钱

如阳气衰竭，证见：精神萎靡，颜面苍白，出冷汗，手足不温，呼吸短促。治宜回阳救逆。方用参附汤加味（习用方）：

红人参二钱　制附片三钱　生龙骨三钱　生牡蛎三钱　干姜一钱　炙黄芪三钱　炙甘草二钱

或用红人参二钱，制附片三钱，浓煎，频服。

在麻疹期间，或麻疹合并肺炎期间，还可能出现喉炎、腹泻等合并症。

如毒滞咽喉，证见：咳嗽声嘶，咽红喉痛，吞咽困难，恶寒，烦躁不宁。治宜宣肺利咽。方用玄麦甘桔汤加味（习用方）：

玄参二钱　麦冬二钱　桔梗二钱　甘草一钱　金银花三钱　连翘三钱　牛蒡子三钱　蝉蜕一钱　淡豆豉二钱　鲜芦根三钱

如热邪内滞，证见：腹痛，腹泻，下利风沫，或泻时下迫。治宜清热通利。方用葛根芩连汤加味（习用方）：

葛根二钱　黄芩二钱　黄连一钱　金银花三钱　连翘三钱　熟大黄一钱　枳壳二钱　焦山楂三钱　甘草一钱

【简易方选介】

透疹简易方：

1. 鲜芫荽五钱，水煎，分3次服。

2. 西河柳三钱　浮萍三钱　芫荽三钱，水煎，分三四次服。

3. 鲜芦根、鲜茅根各五钱，煎水当茶。

小儿喉痧

小儿喉痧，又名烂喉丹痧，即猩红热。是一种出疹性传染病。四季都可发生，但以冬春季较多见，2～8岁小儿尤易感染。本病的特征是突然发热，咽喉疼痛红肿，出现弥漫性红色痧疹。痧疹受压就褪色，暂时变白，顷刻又恢复红色，可遍布全身。唯口唇周围颜色苍白，舌质红，舌面有小颗粒突起，如杨梅状。疹后皮肤可脱屑。

中医认为：本病系由口鼻吸受疫毒之气，以及肺胃蕴伏之热所致。气候有异常变化，如冬季过于干燥，春季过于寒冷，更易发生本病。由于外邪与内热相搏，上冲咽喉，遂使咽喉红肿疼痛，甚则溃烂；漫及肌表，则发而为痧疹；如波及内脏，则会引起其他病变，如并发肺炎、心内膜炎及肾炎等。因此，应详细观察病情，认真治疗。

【治法述要】

本病是一种火毒之证，外感时疫，内蕴热毒，疫毒化火，伤阴损液，以致上迫咽喉，外侵肌表。在治法上，应以清凉宣透及泄热解毒为主。据病情轻重，初期宜用清凉宣透佐以解毒，或用泄热解毒，继用清凉泄热，佐以养阴。如并发肾炎，则以清利湿热为治。在治疗过程中，一般过于辛温、苦寒、收敛、攻下之剂，皆不适宜。过于发汗，易伤津液，化燥则内热更炽，过于收敛则热毒不易外泄，下之不当则热邪易于内陷。历代医家对本病的治疗，有疫喉三禁的说法，即忌辛温发表，忌早投苦寒，忌直折下夺，是具有一定意义的。

【例方选介】

1. 轻证

主证：恶寒发热，周身酸痛，咽喉肿痛，皮肤有弥漫性朱红色疹点，压之褪色，颈、肘、腘、腋等皮肤折皱处疹出如红线状，小便短黄，脉浮数，舌苔白腻或黄腻，舌红肿起刺如杨梅。

治法：清热解表。

例方：清解汤（习用方）：

金银花三钱　连翘三钱　牛蒡子三钱　荆芥穗二钱　薄荷一钱　黄芩二钱　蝉蜕一钱　大青叶三钱　甘草一钱　锦灯笼二钱

高热汗少、疹隐不齐，加葛根二钱，芦根三钱。

高热汗少、心烦不安，加生山栀三钱，淡豆豉三钱。

舌干口渴、烦躁不安，加生石膏四钱，知母三钱。

喉痛声嘶、微咳有痰，加桔梗三钱，浙贝母三钱。

2. 重证

主证：壮热不退，咽喉肿痛溃烂，丹痧密布，口渴，烦躁，舌质红绛，苔黄燥，脉洪数。

治法：清热解毒。

例方：解毒汤加减（习用方）：

青黛二钱　儿茶二钱　鲜生地三钱　连翘三钱　生石膏四钱　知母三钱　黄芩二钱　马勃二钱　甘草一钱　蒲公英三钱

口唇干燥、津液少，加玄参三钱，麦冬三钱。

烦躁不安、夜眠不宁，加生山栀三钱，莲子心一钱。

神识不清、妄言谵语，加莲子心二钱，水牛角（薄片或挫末先煎半小时）三钱。

大便秘结、小便短黄，加熟大黄二钱，生山栀二钱。

高热不退、抽搐，加僵蚕三钱，钩藤二钱。

皮肤瘙痒，加蝉蜕一钱，僵蚕二钱。

3. 后期

主证：痧疹消退，身热减退，咽痛轻减，皮肤开始脱屑，尚有微热、咽部不适等症，舌质微红，苔薄黄，脉缓。

治法：清热养阴。

例方：甘桔汤加味（习用方）：

桔梗三钱　麦冬二钱　天花粉三钱　连翘三钱　蝉蜕一钱　大青叶二钱　锦灯笼二钱　甘草一钱　地骨皮三钱

宿有消化不良，痧疹消退后，咽痛等症悉减，唯食欲不振，消瘦，大便次数多，小便清长，舌质淡，苔白腻，脉缓。治宜健脾和胃。方用调胃散加减（习用方）：

茯苓三钱　连翘三钱　莱菔子三钱　藿香三钱　石斛三钱　炒神曲三钱　大腹皮三钱　炒扁豆三钱　桔梗二钱　甘草一钱

午后微热，加黄芩二钱，知母二钱。

咽干、微咳，加地骨皮三钱，桑白皮三钱。

口渴喜饮，加天花粉三钱，竹茹二钱。

痧疹退后，诸证悉减，出现小便短黄，或尿急尿频，眼睑微肿，苔薄白，脉浮滑。治宜清利湿热。方用清消饮加减（习用方）：

茯苓三钱　泽泻三钱　金银花三钱　通草一钱　连翘三钱　知母二钱　黄柏二钱　蒲公英三钱　车前草二钱　甘草梢一钱

咽部红肿未消，加牛蒡子三钱，土牛膝三钱。

小便短赤、血尿，加小蓟三钱，鲜茅根四钱。

如经上述治疗，症状轻减，但经化验检查，尿仍有改变，出现尿蛋白、红细胞或管型者，可按肾炎继续治疗。

【成药选介】

绿袍散（《证治准绳》方）

处方：荆芥穗五钱　薄荷五钱　青黛二钱五分　玄明粉二钱五分　硼砂二钱五分　甘草三钱　百药煎（五倍子酿成）三钱

制法：研为极细末，先将玄明粉、硼砂在乳钵内研细，再将其他各药合入研匀。

用法：每次用五分噙（音 qín，含着之意）化，每天 3～4 次。

也可用锡类散，每用少许，吹喉，每日 3～4 次。

颈部肿胀，可用如意金黄散（药店有成品出售）调醋敷贴患处。

【预防方法】

冬、春季节，雨雪稀少，气候干燥，应多吃蔬菜。在本病流行时，可服下方：

白萝卜半个　鲜青果（干的亦可）数枚，煎水当茶饮。

或用绿豆煎汤，加白糖适量服。

注意避免与病人接触，如已接触，可服下方：

板蓝根三钱　金银花三钱　蒲公英三钱　甘草一钱

水煎 2 次，合在一起，分 3 次服，连服 3～5 天。

小儿腹泻

小儿腹泻一证较为常见。由于饮食没有节制，气候的寒温失调等原因，都可能引起腹泻。如小儿多食瓜果、生冷、油腻及不消化食物；或因春伤风、夏伤暑、秋伤湿，使肠胃受到影响；或者脾胃素来虚弱的小儿，都容易发生腹泻。所以，在临床上经常见到的有伤食泻、寒泻、热泻、脾虚泻等几种不同的腹泻。

泻出的东西有酸臭味，腹痛，面黄，不思饮食，发热或不发热，为伤食泻。

泻水样便，夹有不消化食物，面色皖白，口不渴，腹隐隐作痛，四肢发凉，为寒泻。

泻黄稠便，腹痛，发热，面色发红，口渴喜饮，肛门发红、灼热，为热泻。

久泻不止，面黄肌瘦，四肢冷，好睡，泻出的东西完谷不化，为脾虚泻。

【治法述要】

腹泻是消化道的一种疾病，与饮食的关系最为密切，但除饮食而外，寒温失调也能影响到脾胃的正常运行。脾主运化，胃主纳谷，脾胃发生障碍，则水湿不能正常运行而致腹泻。中医认为："湿胜则濡泻"。所以，无论是寒泻、热泻、伤食泻或脾虚泻，均必夹湿。一般采用燥湿、利水、导滞、理脾以治腹泻，这是行之有效的方法。而在具体的应用上，首先应当分清寒热虚实，治寒泻着重于温中，治热泻着重于清热，治伤食泻着重于导滞，治脾虚泻着重于补脾。原则上是寒者宜温，热者宜清，滞者宜消，虚者宜补。但小儿易虚易实，肠胃嫩弱，尤其是水泻，最易消耗体液，用药应当慎重。"脾阳不伤不泻"，一伤不能再伤，即是热泻、伤食泻，虽然多为实证，属于一种有余之证，可以用清法、消法，但过于寒凉或过于消导的药则不适宜；寒泻、脾虚泻，多为虚证，属于一种不足之证，可以用温法、补法，但过于辛燥或过于峻补的药也不适宜。

脾胃是相互依存的。治脾应当照顾到胃，和脾必须养胃，胃气强才能纳食，能进食才能有所补充，不然光消耗没有补充，实证也会转为虚证，而本来就是虚证的就会更虚。除药物而外，还应当注意饮食调理。在腹泻时，尤其是伤食泻，一般应当减食，如系脾胃虚弱，更不宜食油腻、生冷的食物，应当吃清淡的食品，才能促使其加快恢复。

腹泻的根源在于脾胃不健，而脾胃不健又容易形成积滞，所以经常有虚实互见的情况出现，因而在治疗上采用“消补兼施”或“寓消于补”的办法。同时，还须注意到：在用补法时，要“补不碍滞”；在用消法时，要“消不伤正”。

“凡泄泻皆属湿，……治法以分利升提为主”。（《幼科全书》朱震亨）一般腹泻，往往伴有小便不利，所以需要利水，而利水必须升提，才能升清降浊。由于肺与大肠相表里，用开肺气的方法也即是升提，肺主气，肺为水之上源，肺气一开，膀胱的水气也就通利了。但对于热泻则不宜过早地分利，如早分利，会更多地消耗津液。治热泻有时用泻下法，即“通因通用”的方法，使热去泻止。

总之，关于小儿腹泻的治疗，除上述一些方法而外，中医儿科还主张补脾益气以治其本，清里消滞以治其标，若体壮而病轻，则治标多于治本，若体弱而病重，则治本多于治标，应权衡轻重，标本兼顾。

【例方选介】

1. 寒湿腹泻

主证：小儿经常腹泻，或食后即泻，大便稀溏，面色皖白，四肢不温，腹隐隐作痛，精神倦怠，口不渴，脉沉缓，舌苔薄白或微黄。

治法：温中利湿。

例方：加味理中汤（习用方）：

北沙参（或党参）三钱　炒白术三钱　炮姜二钱　茯苓三钱　泽泻二钱　桂枝二钱　猪苓二钱　陈皮二钱　生稻芽三钱　炙甘草一钱

寒甚、四肢凉，加制附片二钱。

腹痛甚，加吴茱萸一钱，煨木香一钱。

本方系由理中汤、五苓散、五味异功散等方综合组成。理中汤着重治中焦虚寒，但小儿阴常不足，不宜过燥，所以用炮姜不用干姜。五味异功散主治小儿脾胃虚弱。五苓散燥湿利水。加生稻芽以养胃阴。如寒重则加重温化，气滞则助以行气。本方主要在于温中、散寒、利水、和脾，故适用于偏于寒湿的腹泻。

2. 湿热腹泻

主证：小儿大便黄稠，或泻时暴迫下注，腹痛，发热，面红，口渴，脉数，舌苔黄腻或燥黄。

治法：清热利湿。

例方：香朴散加减（习用方）：

藿香二钱　厚朴二钱　陈皮二钱　茯苓二钱　泽泻一钱　苍术二钱　木香一钱　黄芩二钱　焦三仙各二钱　六一散三钱

香朴散以燥湿、分利为主。藿香芳香化湿，厚朴治湿郁气滞，是脾胃不和的常用药。而苍术、厚朴、陈皮、甘草即平胃散，为燥湿健脾的主方。茯苓、泽泻渗湿利水，木香行气散滞，黄芩清热燥湿，焦三仙消积导滞，六一散（滑石粉、甘草）清湿热、利小便。故本方适用于一般内蕴湿热而兼有积滞的腹泻。

热重于湿者，证见：发热较甚，口渴，烦躁，腹痛，大便黄赤，肛门灼热。以清热和里为治。方用葛根芩连汤加味（习用方）：

葛根三钱　黄芩二钱　黄连一钱　木香一钱　连翘三钱　厚朴二钱　焦槟榔二钱　藿香二钱　苍术二钱　甘草一钱

腹泻不爽、大便有黏沫，加熟大黄一钱。

粪便发赤，加金银花三钱。

小便短黄，加滑石粉三钱。

葛根芩连汤为《伤寒论》治下利不止方。热泻一般皆有外邪，葛根解肌，使病邪从里达表；黄芩、黄连、甘草，苦甘相合，既能清肠和胃，又能清热解毒；藿香、苍术化浊燥湿；焦槟榔、厚朴、木香行气导滞；连翘解毒。如有下迫、腹泻不爽，则加大黄以泻热；如有热入血分之势，则加金银花以清血分之热。故此方适用于热重于湿（如急性肠炎）的腹泻。

如在夏季，偏于暑湿者，证见：腹泻，泻时暴注，微热，口渴喜饮，小便短黄。以清暑利湿为治。方用二香散加减（习用方）：

藿香三钱　香薷一钱　生稻芽三钱　连翘三钱　白术二钱　厚朴一钱　陈皮二钱　大腹皮二钱　茯苓三钱　六一散三钱

汗多，加生石膏三钱，知母二钱，去香薷。

热甚，加黄连一钱，黄芩二钱，去陈皮。

气短，加太子参三钱，麦冬二钱，五味子二钱，去厚朴。

二香散为《苏沈良方》治暑湿相搏，烦渴、闷乱等症的方剂，着重于祛暑解表，利湿和脾。本方去其半夏、紫苏等味，而加以清热、利水、养胃阴的连翘、滑石、生稻芽。如汗多则不宜辛温发汗，故去香薷，而加石膏、知母以清热养阴。热甚则黄芩、黄连并用。暑热不解，出现汗多、气短、口渴等症，容易形成气阴两伤，故应益气养阴。《千金方》生脉散为治热伤元气，气短倦怠、口渴多汗等症的有效方剂。对于体弱气虚，因暑湿作泻而兼有汗多、气短等症者，宜加生脉散。

3. 伤食腹泻

主证：身有微热，或不发热，不思饮食，腹胀腹泻，泻出的东西有酸臭味，面黄，口渴，脉数，舌苔白腻或黄腻。

治法：利湿导滞。

例方：保和汤加减（习用方）：

茯苓三钱　泽泻二钱　桔梗二钱　苍术二钱　陈皮二钱　炒神曲三钱　山楂二钱　大腹皮二钱　莱菔子二钱　甘草一钱

发热较甚，加黄芩二钱，知母二钱。

腹胀作痛，加厚朴二钱，木香一钱。

胸闷、不思食，加白术二钱，枳实一钱。

干呕欲吐，加葛根二钱，藿香二钱。

小便短黄，加滑石粉三钱，车前子三钱。

小儿伤食腹泻最为常见，一般以消食导滞为治。《丹溪心法》保和丸方，为治肠胃病常用方剂。本方减去其中的连翘、半夏，而加以升提肺气的桔梗，甘缓的甘草，燥湿的苍术，宽中、利水的腹皮、泽泻。也即是对腹泻采用以分利、升提为主的治法。

4. 脾虚腹泻

主证：久泻不止，或经常腹泻，面黄肌瘦，精神倦怠，或四肢发凉，多见食后即泻，下利清谷，脉沉缓，舌质淡，苔薄。

治法：补养脾胃。

例方：白术散加减（习用方）：

太子参三钱　白术三钱　茯苓三钱　陈皮二钱　藿香三钱　山药三钱　升麻一钱　炙黄芪三钱　生稻芽三钱　炙甘草一钱

水泻次数多，加煨肉豆蔻二钱。

腹隐痛、作呕，加葛根二钱，木香二钱。

手足不温、腹痛，加桂枝二钱，生姜 3 片。

泻止，但大便仍稀薄，进食不香，倦怠，睡不安稳。应以调理脾胃为治。方用异功散加味：

太子参三钱　白术三钱　茯苓三钱　陈皮二钱　莲子肉三

钱　炒神曲二钱　山楂二钱　鸡内金二钱　藿香二钱　炙甘草一钱

脾虚主要是气虚，由于中气不足，脾阳不升，会影响运化而形成腹泻。小儿脾胃本来就弱，如饮食不节，最易内伤脾胃，而脾胃受伤，其气必虚。所以，治脾虚腹泻，以益气补脾为主。钱乙治小儿脾胃虚弱的方剂如七味白术散、五味异功散等，都是以四君子汤为基础，但都加用行气药，也即是注意到"补不碍滞"这个法则。

小儿脾虚，除用药物治疗而外，还应当注意饮食调护，要养成不乱吃零食、爱清洁、多锻炼身体的习惯，才能保证脾胃健全，身体健康。

【成药选介】

1. 藿香正气丸（或片剂）（《局方》藿香正气散方）

成药为蜜丸、水丸或片剂。蜜丸每服 1 丸，水丸每服 6 钱，片剂每服 4 片，日服 2 次。小儿用开水化服。3 岁以下小儿用量减半。

适用于内伤饮食，外感时邪，胸膈满闷，呕吐腹泻等症。

2. 保和丸（《丹溪心法》保和丸方加减）

成药为水丸，小儿每次用 6 钱，每日 2 次，白开水化开服。

适用于饮食失调，胸膈痞满，伤食腹泻。

加味保和丸（《古今医鉴》方）用法相同。

3. 加味香连丸（《局方》香连丸方加味）

成药为水丸，每次 6 钱，白开水化服，每日服 2 次。

适用于肠胃食滞，腹痛下坠，小便不利，寒热凝滞等症。

4. 参苓白术丸（或散剂）（《局方》参苓白术散方）

成药为水丸或散剂，每次用 6 钱，白开水化开（或微煎），每日服 2 次。

适用于脾虚久泻，身体消瘦，食欲不振等症。

又：小儿经常消化不良，脾胃不和，便溏或泄泻，面色萎黄，肌肉消瘦，可用：

小儿香橘丹（《景岳全书》方）

启脾丸（《寿世保元》方）

每日服 1 丸，两种交替服用。3 岁以下小儿用白开水化开服。

小儿肝炎

小儿肝炎，是一种传染性疾病，如与肝炎患者密切接触，均有被传染的可能。

临床上以急性黄疸型肝炎及急性无黄疸型肝炎较多。只要及时治疗，一般预后良好。少数病情较重，病程迁延，或转入慢性，则历时较久方能痊愈。

中医认为：小儿肝炎，基本上是由于饮食不慎，感受湿热而引起的一种疾病，属于黄疸病的范围。《幼科发挥》关于黄疸病曾经说：“疸有二证，有因天地湿热之气而发之者，有因水谷之湿热而发之者”、“小儿之病，多因湿热食积”。《幼科准绳》也指出：“凡黄病者，不可一概而论，标本不同，证治亦异，乃脾胃气虚，感受湿热，郁于腠理，淫于皮肤，蕴积成黄，熏发于外，故有此证”。可以看出，脾胃气虚，饮食不慎，是致病的内在因素，而感受湿热，蕴积成黄，则是它外来的因素。

当然，出现黄疸，只是肝炎临床上的一种症状，还必须结合其他症状来全面地分析。同样的发黄，可因不同的原因而出现不同的表现，在《金鉴幼科心法》中，将小儿黄疸分为“阳黄”和“阴黄”两类，认为阳黄“乃脾家湿热”，阴黄“乃脾肾寒湿”。这些论述，有助于我们在临床上对本病进行辨证论治。

小儿急性黄疸型肝炎，初起多有发热、口渴以及食欲不振、恶心、呕吐、腹胀、上腹部疼痛、虚恭多、便秘或腹泻等胃肠道症状，数日后，出现黄疸，目黄、皮肤发黄、尿色深黄，舌质红，苔白腻或黄腻，湿热阻滞之象较为明显。经过治疗，一般在 2 周左右黄疸逐渐消退，其他症状亦逐渐消失，1～2 个月即可趋于痊愈。象这类肝炎，在临床上较为多见，其极大多数，均属于中医所称的阳黄的范围。

个别患儿，不发热而恶寒，口不渴，食少，腹痛隐隐，精神怠倦，目黄，皮肤黄，黄色晦暗，大便溏，小便淡黄，舌质淡，舌苔白腻。系由于寒湿阻滞，或气血不足，这类则属于阴黄。一般病程较长，如加紧治疗，自能缩短疗程，促进恢复。

至于无黄疸型肝炎，症状与体征基本上与黄疸型肝炎相同，但始终不出现黄疸。这类绝大多数均为轻型，但应及时检查，随证论治而不要忽视。

【治法述要】

肝胆与脾胃之间的关系极其密切，肝胆有病会累及脾胃；脾胃不和也会影响肝胆。《金匮要略》有“见肝之病，知肝传脾，当先实脾”之说。中医认为：黄疸型肝炎系病邪由口而直犯中焦，脾虚不能散津，影响肝胆而发生病变，若湿热俱重者，则湿从火化而为阳黄；如阳气素虚，形寒饮冷，则湿从寒化而为阴黄。小儿急性黄疸型肝炎，极大多数属于阳黄的范围，在治疗方法上，以清利湿热为主，着重于肝胆和脾胃。如表实无汗，应予以疏散，使湿热从表解；如里实，二便秘涩腹满者，应予以通利，使湿热从里解；如有汗，不便秘，只腹满，则以清热利湿，通调小便为治。

任何一种病，都有虚实之分，小儿肝炎自然是以阳证、实证为多，但应考虑也有极少数的阴证、虚证。《医宗必读》指出：“统言疸证，清热导湿，为之主方，假令病人脾衰胃薄，必以补中”。所以，除清利湿热而外，对于虚寒证，还应采用温脾或温肾的治法。

借鉴前人经验联系实际来看，小儿肝炎，总要注意到脾胃，初期湿热较重，在清利的同时，要调脾胃；如迁延不愈，或黄疸消失，或无黄疸，而食少体倦，低烧潮热，则以扶脾健胃为主，同时也要佐以清利。《小儿药证直诀》的“芍药参苓散”（芍药、人参、茯苓、白术、陈皮、柴胡、山栀子、甘草、生姜）是以五味异功散为基础，加芍药、柴胡舒肝，山栀子清热退黄。《幼科全书》的“胃苓丸”（苍术、厚朴、陈皮、白术、甘草、草果、猪苓、泽泻、茯苓、官桂）则是以平胃散、五苓散加味而组成。都是既注意清利，又注意调理脾胃。至于《金匮要略》的“茵陈蒿汤”以及“茵陈五苓散”等，都是行之有效的方剂，以这类方剂为基础，结合临床实际，进行加减化裁，对于小儿肝炎的治疗是有一定作用的。

【例方选介】

1. 急性黄疸型肝炎

主证：发热，口渴，面目及全身发黄，纳差，呕恶，腹胀痛，小便短少，尿色深黄，苔黄腻，脉滑数。

治法：清利湿热。

例方：茵陈蒿汤加减（习用方）：

茵陈四钱　山栀子三钱　熟大黄一钱　茯苓三钱　泽泻二钱　苍术二钱　夏枯草三钱　滑石粉三钱　甘草一钱

纳差，加焦三仙各二钱。

热甚，加知母二钱，黄芩三钱。

腹胀痛甚，加青、陈皮各二钱，佛手片或香橼片三钱。

黄疸较重，加板蓝根三钱，苦丁茶三钱，败酱草三钱。

兼有表证，加淡豆豉三钱，葱白 2 寸。

黄疸消失，诸症悉减，唯食少体倦，以下方调理：

茯苓三钱　泽泻二钱　藿香三钱　炒陈皮三钱　白术二钱　北沙参三钱　炒神曲三钱　甘草一钱

肝大，加鳖甲三钱，鸡内金三钱。

2. 急性无黄疸型肝炎

主证：微热，食欲不振，恶心，呕吐，腹胀，虚恭多，小便短黄，舌苔黄，脉滑数。经化验检查，转氨酶高，但面目、皮肤无黄染。

治法：调理脾胃，佐以清利。

例方：清肝和脾饮（习用方）：

茯苓三钱　苍术二钱　厚朴二钱　青、陈皮各二钱　柴胡二钱　炒神曲三钱　黄芩三钱　夏枯草三钱

腹胀甚，加大腹皮三钱，藿香三钱。

大便干燥，加熟大黄一钱。

小便短黄，加六一散三钱。

转氨酶高，加金钱草三钱，败酱草三钱。

3. 慢性肝炎

主证：病程较长，黄疸久不消退，或反复出现黄疸，黄色晦暗，口不渴，胸胁胀痛，精神倦怠，大便多溏，舌苔垢腻，脉沉滑。系由脾肾两虚，寒湿凝滞，属于阴黄范围。

治法：温肾健脾。

例方：茵陈理中汤加味（习用方）：

茵陈四钱　党参三钱　干姜一钱　白术二钱　茯苓三钱　泽泻二钱　甘草一钱　金钱草三钱　青皮三钱　五味子三钱

四肢厥冷，加制附片三钱，桂枝二钱。

胃滞甚，加焦三仙各二钱。

腹胀满甚，加藿香三钱，厚朴二钱。

腰酸痛，加杜仲三钱，狗脊三钱。

腹泻甚，加制附片三钱，肉桂一钱。

如病程较长，胸胁胀痛，腹胀满，便秘或便溏，舌苔白腻或黄腻，脉沉涩，或弦大而缓，系气郁血滞，脾胃虚弱。以柔肝扶脾为治。方用芍药白术散加减（习用方）：

白芍三钱　白术三钱　茯苓三钱　当归三钱　柴胡三钱　郁金三钱　厚朴二钱　炙甘草一钱

胁痛较甚，加延胡索二钱，金铃子二钱。

胃滞甚，加焦三仙各二钱，鸡内金三钱。

腹胀满甚，加藿香三钱，佩兰三钱。

腰酸痛，加续断三钱，杜仲三钱。

口渴，加花粉三钱，麦冬三钱。

便秘，加熟大黄一钱，枳实二钱。

便溏，加炮姜二钱，木香二钱。

如病程较长，体倦神疲，胸闷气短，腰背酸痛，脉虚弦或濡弱，系气血两虚。以益气养血为治。方用加味归脾汤（习用方）：

党参三钱　白术三钱　茯苓三钱　枣仁三钱　黄芪三钱　当归三钱　白芍三钱　木香二钱　肉桂一钱　木瓜三钱　桂元肉三钱　炙甘草一钱

胸闷胀甚，加厚朴二钱，藿香三钱。

肝区痛，加郁金二钱，香附三钱，延胡索二钱，金铃子三钱。

腰背酸痛较甚，加续断三钱，杜仲三钱。

虚烦不眠，加生龙齿三钱，夜交藤三钱。

喜暖畏寒，加制附片三钱，炮姜二钱。

如病程较长，头晕耳鸣，潮热盗汗，口舌干燥，舌质红，苔薄，脉象细数而弦，系阴虚肝郁。以滋阴潜阳为治，方用加减复脉汤（习用方）：

生地三钱　白芍三钱　女贞子三钱　天冬三钱　生鳖甲三钱　生牡蛎三钱　柴胡二钱　黑芝麻三钱　炙甘草一钱

肝区痛甚，加当归三钱，左金丸三钱（或吴茱萸、黄连）。

睡眠不稳，加枣仁三钱，柏子仁三钱。

大便燥结，加桃仁二钱，柏子仁三钱，火麻仁三钱。

腰背酸痛，加牛膝三钱，杜仲三钱，狗脊三钱。

谷-丙转氨酶高，加金钱草三钱，夏枯草三钱。

小儿急性肝炎，在症状消失后，可以用丸剂调理，用香橘丸、启脾丸，每天各服 1 丸，连服 10 天或两周。慢性肝炎，在症状消失后，也用丸剂调理，用参苓白术丸，每天 2 次，每次 6 钱，连服 10 天或两周。同时，饮食生活都要有规律，要讲究卫生，多吃蔬菜，少吃油腻、生冷及不容易消化食物。

小儿暑热

小儿夏季发热，经久不退，在我国南方及滨海地区较为多见，习称为“小儿夏季热”。相当于中医儿科所称的“小儿疰夏”，是由于暑热所引起的一种季节性疾病。

夏季气候炎热，小儿适应能力不强，容易伤暑受热。因为热邪内闭，故出现肌肤灼热而无汗；热自内生，故虽有汗而热不解。同时，无论是有汗或无汗，除发热、口渴、喜饮、小便清长等主证而外，一般头痛、身疼、恶寒、恶风等表证现象则并不明显。所以，它不同于一般的外感病，而是外伤暑邪，内蕴湿热。

暑邪系由口鼻而入，首犯肺胃。肺主气，而暑必伤气，气虚则邪滞，兼之暑必夹湿，湿之为病，多在脾胃，郁久化热，津液必伤。津液耗损，加之气虚，故往往使热邪稽留而不易退。

体质较强，或长期发热不退，多呈虚象，或虚实互见之证，也即是“小儿疰夏”。《幼科证治准绳》认为：小儿疰夏“凡脾胃之气不足者，遇长夏润溽之令，则不能升举清阳，健运中气，……热伤元气”。临床上会出现：“肢体怠惰，……精神不足，饮食少思，口中无味，呼吸短乏”等症。小儿夏季热在后期的证候也正是这样。所以，小儿夏季热、小儿疰夏，都属于小儿暑热的范围。

暑之为病，包括很广，如“中暑”（卒然昏倒）、“暑风”（四肢抽搐）等。而小儿暑热并不出现这类证候，所以，它同其他的暑病是有区别的。

【治法述要】

小儿伤暑发热，病程长短不同，病情轻重各异，原则上是以清暑解热为治。而在发病初期，则应佐以宣透泄热；中期则应佐以养阴生津；后期则应佐以益气扶正。

宣透泄热，是着重于宣肺气，泄内热。肺气为暑热所伤，腠理闭塞，故多高热而无汗，治应清解宣透，但不能太过，如过于发表，会使津液受伤，则内热更甚。

养阴生津，是着重于养胃阴、存津液，但不能过于滋腻，如过于滋腻，则湿滞化热，反而灼伤津液。

益气扶正，是着重于补中气、和脾胃，但不能峻补，如过于峻补，反而助热，则热邪稽留而不退。

小儿暑热一证，主要是肺胃两经的病，宜润宜清，而不宜用辛燥和过于苦寒的药物，应以清凉甘平之药为治。如夹湿，则应察其湿与热之轻重，暑热在初期、中期，大多热重于湿，治宜清解；即使湿重，亦容易化热，应于清解药内，佐以芳香化湿、淡渗利湿之剂。在后期，由于中气亏损，脾不健运，可能出现湿多于热，在益气扶正的同时，佐以芳香化湿，也不要用过于辛燥和苦寒的药物。

由于小儿体质较弱，而暑热一证又容易伤气，高热烦渴，更使气阴两伤，一般多见正虚邪实。在治法上，根据病情的久暂，体质的强弱，分别虚实，审慎用药，是十分必要的。

【例方选介】

1. 小儿伤暑，发热持续不退。气候越热，发热越高，发热有起伏，多见暮热早凉，或早热暮凉。无汗或少汗，口渴喜饮，小便多。发热高时，烦躁不安，热轻减时，仍嬉戏如常。无头痛、身疼、恶风寒等症，但见口唇干、舌质红、舌苔薄白或微黄、脉象滑数。

治法：清暑，宣肺，泄热。

方例：加减二香饮（习用方）：

香薷一钱　藿香二钱　连翘二钱　金银花二钱　生石膏三钱　生稻芽三钱　知母二钱　甘草一钱　黄芩二钱　淡竹叶（或鲜竹叶）二钱

2. 如发热时间过长，有汗或多汗，烦渴引饮，舌质仍红，干燥少津，薄苔或无苔，脉象洪数。

治法：清暑，养阴，生津。

方例：生脉散加味（习用方）：

太子参三钱　麦冬三钱　五味子二钱　知母二钱　寒水石三钱　生稻芽三钱　石斛三钱　黄芩二钱　甘草一钱　淡竹叶三钱

以上二方，皆系着重于清暑，而前者则是侧重于宣透泄热。香薷芳香辛散，为治伤暑无汗的主要药物，藿香芳香化湿，能解暑热而不偏燥。小儿暑热，初期、中期多为肺胃实热，故以辛凉为治。石膏、知母，除烦止渴；银花、连翘，宣散风热；生稻芽同于粳米，与甘草同用，可以养胃和中；黄芩、竹叶，清热除烦。故前方对于清暑泄热有一定的作用。而后一方则是侧重于养阴生津。《千金方》生脉散，为治热伤元气、生津存液的一个主方。石斛滋养胃阴而能清热；寒水石清热泄火、除烦止渴，其功用同于石膏，而味咸入肾，不伤阴，于小儿较宜。两方虽各有侧重，而清暑泄热的主方则基本相同，都是以白虎汤为基础。因为小儿暑热初期、中期变化不大，但体质强弱不同，如初期有汗而津液不足，即可以用第二方，如中期仍然无汗或少汗，也可以用第一方。也即是偏于实的用第一方，偏于虚的用第二方。

3. 后期气阴两伤

主证：发热不退，肢体怠惰，精神不足，不思饮食，口中无味，口渴，唇干，舌燥，苔少，脉象虚数。

治法：益气育阴。

例方：生津保元饮（习用方）：

太子参三钱　炙黄芪三钱　五味子三钱　天冬、麦冬各二钱　茯苓三钱　白术三钱　知母三钱　甘草一钱　地骨皮三钱

白扁豆三钱

太子参、炙黄芪为补中益气主药，茯苓、白术、甘草能补脾益气，天冬、麦冬为养阴清热、润燥生津之品，五味子敛肺滋肾，知母清热除烦，白扁豆消暑、除湿热，而人参、茯苓与地骨皮同用，即“钱乙地骨皮散”，能治虚热作渴。本方系以参芪膏、生脉散、四君子汤为主，加用养阴、生津、除烦的药物，着重补中益气、生津液、消暑湿、和脾胃、除烦热。对于小儿暑热后期，出现虚证，有所补益。

【简易方选介】

芳香清凉饮（习用方）：

鲜藿香三钱　鲜佩兰三钱　鲜薄荷二钱　鲜石斛三钱　鲜荷叶三钱　鲜茅根三钱　鲜芦根三钱　鲜竹叶三钱

以上诸药，煎水当茶频服，如药不全，短少二三味，也无大碍。如鲜藿香、鲜石斛、鲜竹叶 3 味同煎，或鲜佩兰、鲜荷叶、鲜芦根 3 味同煎，以及其他的 3 味、4 味、5 味药同煎均可。对于初期、中期，有发热、口渴、烦躁等症皆可采用。

【预防方法】

《幼科全书》认为：“伤暑发热，多得于夏”，说明这是一种季节性疾病。而其发病原因则是：“因天气已热，包裹太厚，重受其热”或者是“阴室之中，取凉太过所致”。很显然，过暖过凉，都不适宜，而重要的是过于姑息，缺乏锻炼，没有让孩子循序渐进地去锻炼身体，以适应气候的变化，所以，体质不强，不耐暑热。“邪之所凑，其气必虚。”暑热又最易伤阴伤气，到后期往往气阴两伤。预防的方法，首先在于平素要加强锻炼，要多见阳光，衣被都不要太厚，喂养要有规律，能吃饭的小孩，饮食要有节制，多吃蔬菜，少吃油腻，入夏以后，更要注意。

以下的简易方，防治小儿受暑，有一定的作用，可以选用，或交替服用，不拘日、次。

1. 绿豆煎汤，加糖适量温服。

2. 鲜藿香三钱，鲜芦根三钱，鲜荷叶小半张，煎水当茶。

3. 午时茶一块，煎水，分二三次服。可以加糖适量。

小儿流行性乙型脑炎

流行性乙型脑炎（简称乙脑），又名大脑炎，是一种比较严重的急性传染病。发生于夏秋之际。其特征是季节性强，发病急，病情变化大。临床上表现为高热，头痛，呕吐，嗜睡，惊厥，昏迷等。

从中医温病（热性病）学来分析，本病属于“暑温”的范围。如以突然惊厥、昏迷而发病，则为“暑风”、“暑厥”。

“暑温”是由于感受暑邪所致，其主证为身热、有汗、头痛、脉洪或数。由于暑必夹湿，故可见不渴、胸闷、舌苔腻等湿象。

“暑风”是由于暑热极盛，热盛动风，其主证为发热、头痛、突然昏倒、神识不清、惊厥、甚则角弓反张、牙关紧闭、脉多弦劲、或洪大或滑数。

“暑厥”是由于暑热亢盛，邪闭清窍（心窍），其主证为突然晕倒、不省人事、身热肢厥、气粗如喘、脉洪大或滑数。

从发病季节及证候来看，乙脑与“暑温”有相似之处。当然，“暑温”不等于就是乙脑，因为“暑温”是暑天的温病，其范围较广，可以说乙脑包括于“暑温”之内。但是，根据中医辨证论治的原则，运用治疗暑温的方法治疗乙脑，实践证明是行之有效的。

在中西医团结合作下，经过实践，对本病的认识有所提高，因而在治疗方法上也不断有所改进。中西医结合治疗，对于控制病情，以及减少后遗症的发生，都比单纯一种疗法为优越。

【治法述要】

中医认为，暑热之邪毒，由口鼻而入，先在阳明气分，如逆传心胞，则很快出现昏迷、惊厥等症，同时因暑必夹湿，所以，在治法上以辛凉清透、清热解毒、芳香化湿为先，如热毒内陷，出现昏迷、惊厥，则着重于芳香开窍、平肝息风。由于急性热病易耗伤津液，故在治疗过程中，随时注意养阴存液。归纳起来，经常应用的有辛凉透邪、芳香开窍、平肝息风、养阴存液等法。据临床各种具体情况，依法立方，如有兼证，则随症加减。

张凤逵说："暑病首用辛凉，继用甘寒"。就是说早期用辛凉清透，后期用甘寒养阴，指出了治疗"暑病"的大略。

由于本病发病急，来势猛，变化快，临床应先有所准备。一般先采用固定成方，使患儿能及时服药，以免贻误病情。固定成方是以病情的轻、重、极重三型拟定处方（见后），并将药煎好，冷藏备用。

乙脑常高热不退、昏迷、惊厥，如不及时控制，常引起病情恶化，故对于控制高热、昏迷、惊厥的方药也必须预先准备。

与此同时，必须中西医密切配合，严密观察病情变化，随时注意病人的体温、脉搏、呼吸、血压以及其他各种情况。支持疗法及护理工作也必须加强。病室要保持安静，尽量避免强光、噪音的刺激，注意眼、耳、鼻和皮肤的清洁，防止继发感染和褥疮的发生。

【例方选介】

1. 轻型

主证：发热（38℃左右），头痛，无汗或微汗，嗜睡，恶心，呕吐，神识清楚，无惊厥，舌质红，苔白，脉浮数。

治法：清热解毒，芳香化湿。

例方：石膏汤加味（习用方）：

生石膏五钱　知母三钱　粳米五钱　甘草一钱　连翘三钱　金银花三钱　野菊花三钱　鲜藿香三钱　鲜佩兰三钱

汗多、小便短黄，加鲜芦根四钱，滑石粉三钱。

腹胀、大便秘结，加枳壳二钱，熟大黄二钱。

2. 重型

主证：发热（39℃～40℃之间），头痛，烦躁，口渴，胸闷，恶心，呕吐，神识恍惚，惊掣，偶有惊厥，舌质红，苔黄或腻，脉数。

治法：清热解毒，芳香开窍，平肝息风。

例方：解毒汤加减（习用方）：

黄连二钱　生石膏五钱　知母三钱　大青叶三钱　连翘三钱　金银花三钱　黄芩三钱　鲜藿香三钱　菖蒲二钱　粳米五钱　甘草一钱　钩藤三钱

惊厥甚，加僵蚕三钱。

痰多，加竹沥汁五钱，瓜蒌三钱。

大便秘结，加熟大黄二钱，玄明粉二钱。

3. 极重型

主证：发热（体温上升到40℃～41℃以上），深度昏迷，反复惊厥，呼吸浅表或不规则，舌质红绛，苔黄或黑，干燥无津，脉细数。

治法：清热息风，益气育阴。

例方：清心生脉汤加减（习用方）：

水牛角五钱（另煎兑服）　黄连二钱　山栀子二钱　太子参三钱　生石膏一两　鲜生地四钱　连翘五钱　知母三钱　石决明四钱　生牡蛎四钱　天麻三钱　钩藤三钱　甘草二钱

如有条件，可加用安宫牛黄丸1丸，化开分3次用汤药冲服。

【备用成药】

1. 控制高热、昏迷、惊厥成药简介：

紫雪丹：水牛角　羚羊角　寒水石　磁石　滑石　生石膏　朴硝　硝石　木香　沉香　玄参　升麻　甘草　丁香　麝香　朱砂

紫雪丹原名紫雪，为清热解毒、镇痉开窍成药。主治：热邪内陷，壮热烦躁，昏狂谵语，口渴唇焦，尿赤便闭，甚至惊厥。

安宫牛黄丸：牛黄　郁金　水牛角　黄芩　黄连　雄黄　山栀子　朱砂　梅片　麝香　真珠

安宫牛黄丸为清热解毒、开窍安神成药。主治：温邪内陷，神昏谵语，烦躁不安，中风惊厥等症。

以上二药，如有条件，可考虑应用。

2. 控制高热、惊厥、昏迷新药简介：

复方板蓝根注射液：由连翘、板蓝根、金银花、生地、竹叶、柴胡、大青叶、玄参制成。乙脑患儿均可用。

水牛角煎剂：水牛角切成薄片或挫末，水煎 2 小时，冷藏。凡乙脑患儿均可应用。

安宫注射液：由麝香、冰片、黄连、山栀子、黄芩、郁金等加工制成，适用于昏迷者。

人参注射液：以红人参加工制成，适用于心力衰竭者。

地龙注射液：以干地龙加工制成，适用于惊厥者。

【新医疗法】

1. 高热

针刺大椎、曲池、合谷等穴。同时配合物理降温，注意病室通风和室温。

2. 惊厥

针刺人中、涌泉、十宣；耳针取交感、神门穴。

地龙注射液：取大椎、合谷穴，作穴位注射，每穴 0.5～1ml。

3. 呼吸衰竭

针刺会阴穴，留针，强刺激，10～20 分钟捻转一次。

10％人参注射液：取膻中、中府、肺俞等穴，作穴位注射，每穴 0.5ml。

小儿急性肾炎

小儿腠理不密，皮肤娇嫩，最容易感染。如感冒（上呼吸道感染），咽部红肿疼痛（咽峡炎、扁桃体炎），湿热疮疥（化脓性皮肤感染），以及喉痧（猩红热）等。如使肾脏受到影响，出现浮肿、尿少、甚则小便不通、头痛、眩晕等症，则会形成急性肾炎。

急性肾炎以小儿较为多见。一般初发病时浮肿、尿少等症状均不明显，照常游戏，并无异常感觉。多在七八天后即陆续出现浮肿、尿量减少、尿色茶红以及头痛、呕吐、心悸等症。经过治疗，各种症状可逐渐减退。

小儿急性肾炎，在临床表现方面有轻有重，如治疗及时，护理得宜，很少发展为慢性，一般预后都较为良好。

【治法述要】

小儿急性肾炎的主要证候是出现浮肿。属于中医“水气病”的范围。水气病有阳水、阴水之分，急性肾炎的水肿，属于阳水之类。

产生水肿的主要原因，多由于外邪影响内脏，使水气不能正常地运行。水气不能正常运行，系由于肺、脾、肾三脏的功能失调。

肺主气，合皮毛，为水之上源，如肺气失调，或者肺气虚，则表气不固，容易受到外邪的侵犯，使肺通调水道的作用受到阻碍；脾主四肢及肌肉，主运化，如运化功能失常，则会使水湿停滞潴留；肾主水，主骨，主纳气，如肾气虚则水液不能下输膀胱。

由于肺气失调，脾运化不灵，不能制水，兼之表气不固，使外邪乘虚而入，风邪与水气相搏，肾气不足，使水液不能下行，遂使水湿泛滥而成水肿。所以，水肿的原因不单是在肾，而是与肺、脾都有密切的关系。因而在治疗上必须三者兼顾。

《金匮要略》指出："诸有水者，腰以下肿，当利小便，腰以上肿，当发汗乃愈"。

《幼科铁镜》对于水肿的治疗认为："治宜调脾行气"、"实脾利水"。

在实际应用上，对于小儿急性肾炎的浮肿，如有表邪，应先发汗；如小便短少赤涩，应先利水；如小便自利，腹胀气短，面目虚浮，手足自冷，证属虚寒，则应先调营卫，然后行湿利水。

如咽部红肿，或伴有咳嗽喘促，或皮肤瘙痒等，多系外感风邪，内蕴热毒。在解表利水的同时，还应佐以清热解毒。

由于湿热积滞化火、肾不纳气不能摄血而出现血尿，实证应清热凉血，虚证应滋肾和血。

由于水不涵木，肝阳偏亢，可能出现头目眩晕、烦躁、恶心等症（高血压）。在滋肾的同时，应结合柔肝潜阳为治。

临床较为常见的还有：浮肿并不明显，只眼睑部分略见浮肿，其他症状亦不明显，或伴有纳差食减，面色不荣等，只是小便化验检查不正常。在治疗上以淡渗利湿、甘淡养脾、清热凉血、养阴滋肾等法随证论治。

中医认为，肾炎这个病，"其本在肾，其标在肺，其制在脾"。脾虚不能制水，因而形成水肿，在小儿实为多见。在治法上，如发汗、利水、行气、和血、滋肾、柔肝，总要照顾到脾胃。

早期以清为主，不要过早地补，更不要峻补，如病程较长，也应清补兼施，不要单补；在恢复期，应脾肾同时调理，才能避免反复，促进健康。

【例方选介】

1. 主证：头面浮肿，先从眼睑开始，以致头面、四肢、躯干俱肿，发热，恶风恶寒，身体酸痛，无汗，小便短少，脉浮，苔白。表邪较重者。

治法：祛风利湿。

例方：越皮汤加减（习用方）：

炙麻黄二钱　紫苏二钱　茯苓皮三钱　泽泻三钱　苍术二钱　防己二钱　甘草梢一钱　生姜二钱

2. 主证：全身浮肿，口渴，小便短赤，咳嗽，脉浮数，舌质红，苔白微黄。表邪而兼热重者。

治法：祛风清利。

例方：麻连汤加味（习用方）：

炙麻黄二钱　连翘三钱　赤小豆三钱　生石膏四钱　知母二钱　黄柏二钱　苦杏仁三钱　甘草一钱　滑石粉三钱

3. 主证：全身浮肿，下肢较甚，小便短少，口不渴，脉沉滑，苔白腻。湿较重者。

治法：清利行水。

例方：苓皮汤加味（习用方）：

茯苓皮三钱　猪苓三钱　泽泻三钱　白术三钱　桂枝二钱　陈皮二钱　桑白皮三钱　大腹皮三钱　生姜皮二钱

以上 3 例，均系以浮肿为主，而发病的诱因系由于表气不固，为风邪所乘，自应以祛散风寒，解表行水为治。越皮汤系由越婢汤及防己茯苓汤加减而来，麻黄有发汗利水作用，而以麻黄为主的越婢汤，为《金匮要略》治风水恶风的方剂；防己茯苓汤为治皮水的方剂。麻连汤则是麻黄连翘赤小豆汤，为《伤寒论》治瘀热在里的方剂，主要是化湿热；方中连翘、黄柏苦寒清火，赤小豆利水导湿，苦杏仁利肺气。苓皮散为五苓散及五皮散的加减方，五苓散为《伤寒论》治外有表证，内有蓄水，利水化湿的方剂，方中桂枝有解太阳肌表而化膀胱之气的作用；《中藏经》的五皮散着重于渗湿、行气、理脾、消水。临床上应根据病情，以表邪为主、湿热偏甚的不同情况，以上述几个方剂加减化裁，对于消除水肿，具有一定的作用。

4. 主证：浮肿较轻，小便短赤，咽部红肿，脉数，舌质红。内热较甚者。

治法：清热凉血。

例方：小蓟饮子加减（习用方）：

生地炭三钱　茯苓三钱　泽泻二钱　小蓟三钱　蒲黄三钱　藕节三钱　白茅根三钱　石苇三钱　侧柏叶三钱　甘草一钱

急性肾炎，除浮肿外，以血尿最为多见，往往不易消失，如系下焦结热，自应以清热凉血为治，如热重还可以加山栀子泄火，湿重加滑石、通草利湿。但脾虚不能统血，加之肾气不足不能摄血，单一凉血止血，效果就不会明显。应着重于分别调理脾、肾，佐以和血。

5. 主证：浮肿不明显，一般伴有头晕、头痛、耳鸣、或恶心、目珠痛、小便少等症，脉弦滑，舌质红，苔薄。阴虚阳亢者。

治法：滋肾柔肝。

例方：杞菊地黄汤加味（习用方）：

生地黄三钱　山萸肉三钱　山药三钱　茯苓三钱　泽泻二钱　丹皮二钱　枸杞子三钱　菊花三钱　石决明三钱　牛膝二钱　夏枯草三钱

头晕消失或轻减，蛋白尿、血尿不消失，前方作如下加减：

生地炭三钱　茯苓三钱　泽泻二钱　丹皮二钱　山药三钱　山萸肉三钱　旱莲草三钱　女贞子三钱　仙鹤草三钱　桑螵蛸三钱

6. 主证：轻微浮肿，纳食不香，气短，小便短少，大便干溏不定，下肢及腹部肿胀，脉沉弦而缓，舌苔白腻微黄。脾运不健者。

治法：理脾利湿。

例方：实脾饮加减（习用方）：

茯苓三钱　泽泻三钱　白术三钱　木瓜三钱　枳壳二钱　大腹皮三钱　厚朴二钱　藕节三钱　甘草一钱

如体倦神疲，尿蛋白较多，前方作如下加减：

党参三钱　黄芪三钱　茯苓三钱　泽泻三钱　山药三钱　白术三钱　生苡仁三钱　旱莲草三钱　黄精三钱　炙甘草一钱

7. 历时较长，浮肿及各症均不明显，只尿蛋白、红细胞不消失。有两种情况：

一是蛋白较少，红细胞较多的，以滋肾和血为治，方用地黄汤加味：

生地炭三钱　山萸肉三钱　山药三钱　丹皮三钱　茯苓三钱　泽泻二钱　阿胶珠三钱　艾叶炭一钱　旱莲草三钱　藕节炭三钱

另一是红细胞较少，蛋白较多的，以扶脾益气为治，方用异功散加味：

党参三钱　白术三钱　茯苓三钱　陈皮二钱　黄精三钱　藕节三钱　女贞子三钱　甘草一钱　旱莲草三钱

8. 历时较久，浮肿反复发作，伴有食欲不振、小便不利、四肢乏力、腰部酸痛等，脉沉缓，舌质淡。脾肾两虚者。

治法：补肾扶脾。

例方：肾气丸真武汤加减（习用方）：

炙甘草二钱　熟地三钱　制附片三钱　茯苓三钱　白芍三钱　山萸肉三钱　肉桂一钱　山药三钱　菟丝子三钱　补骨脂三钱　桑寄生三钱

9. 在恢复期，症状消失或缓解，应以丸剂调理，仍着重于脾肾同治，采用：

六味地黄丸、启脾丸（均系成药）。

每天各服一丸。定期作尿检查。恢复正常，即可停药，注意饮食生活方面的调理。

小儿痹证

痹，含有闭塞不通的意义。小儿腠理不密，易受外邪侵袭。如体质较弱，气血运行不畅，使病邪滞于肌肉、经络、关节等处，则易成痹证。表现为关节肿胀疼痛，或酸楚，或肢体沉重、麻木，甚则出现气短、心悸等症。

痹证与风寒湿都有关系，《素问·痹论》指出："风寒湿三气杂至，合而为痹"。但三者之间又各有偏胜："其风气胜者为行痹；寒气胜者为痛痹；湿气胜者为着痹"。

行痹一般是痛处游走不定；痛痹是痛有定处，且疼痛较剧；着痹的疼痛亦有定处，但肢体沉重，行动不便，或肌肉感觉麻木。痛楚多在肢体，尤其是腕、肘、膝、踝等关节更为明显，屈伸不便。如遇天气变化，疼痛酸楚则更为加剧。

此外，还有一种热痹，往往急性发作，关节疼痛明显，局部红肿灼热，喜冷拒按，兼有发热、汗出、恶风、口渴等症。

又如寒湿稽留过久，湿郁成热，寒从热化，也能转化成热痹。

基于以上所述，临床习见的小儿关节炎，基本属于中医痹证的范围。由于病邪的各有偏胜，一般分为风痹（行痹）、寒痹（痛痹）、湿痹（着痹）和热痹。

【治法述要】

痹证为"风寒湿三气杂至"之病，病因较为复杂，所侵犯的部位又牵连到经络、肌肉及骨节。如病久不去，还容易波及脏腑，影响气血，以致正虚邪实，使气血更加耗散，病邪稽滞，而出现虚实互见之证。

由于三气杂至而又各有偏胜，如偏于风邪的，应着重祛风，但要兼顾到寒湿；偏于寒湿的，在散寒利湿的同时，也要兼顾祛风；至于热痹，同样除清热而外，也要照顾到祛风湿。

祛风、散寒、利湿、清热，是针对引起痹证的外邪及其偏胜而言。“邪之所凑，其气必虚”。邪犯经络，以致气血受阻，不能宣通，因而不仅是祛散清利，还须理气活血、通经活络。如果波及脏腑，出现虚损，则应当加以补益。如伴有心悸、食欲不振以及长时间低热不退等症，均较为多见。这类情况，应根据病邪的深浅、病情的轻重、病程的久暂，分别主次，标本兼顾。

【例方选介】

1. 风痹

主证：四肢关节疼痛，常游走不定，或屈伸不便，舌苔薄白，脉浮。发病前多曾有发热、咽红、有汗、恶风等症。

治法：疏风除湿。

例方：寄生汤加减（习用方）：

独活二钱　秦艽二钱　防风二钱　木瓜二钱　牛膝二钱　鸡血藤三钱　威灵仙二钱　松节二钱　甘草一钱　桑寄生三钱

偏在上肢手臂疼痛、抬举困难，加桂枝三钱，伸筋草三钱。

偏在下肢股胫疼痛、行走不便，加续断三钱，海风藤三钱。

兼有表邪，恶寒、无汗，加麻黄一钱，葛根二钱。

2. 寒痹

主证：四肢关节疼痛，痛有定处，屈伸不便，喜热敷，遇寒冷则疼痛加重，舌苔薄白滑润，脉浮紧。

治法：祛风散寒。

例方：乌头寄生汤加减（习用方）：

制川乌二钱　制草乌二钱　独活二钱　秦艽三钱　制乳香二钱　制没药二钱　鸡血藤三钱　防己二钱　木瓜三钱　牛膝二钱　甘草一钱　桑寄生三钱

汗出、恶风，加桂枝三钱。

胃不和致恶心，加葛根二钱，去乳香、没药。

3. 湿痹

主证：肢体沉重疼痛，痛有定处，或酸楚、麻木，运动不灵活，舌苔白腻，脉缓。

治法：祛风利湿。

例方：羌活汤加减（习用方）：

羌活二钱　独活二钱　苍术二钱　生苡仁三钱　防己二钱　通草一钱　木瓜三钱　海风藤三钱　甘草一钱　桑枝三钱

身重、汗出恶风，加黄芪三钱，生白术三钱。

肢体酸痛明显，加姜黄二钱，五加皮三钱。

4. 热痹

主证：肢体关节疼痛，局部灼热红肿，发热，恶风，口渴，烦躁，手指弯曲，痛时不能屈伸，喜凉拒按，舌质红，苔黄燥，脉浮数。

治法：清热利湿。

例方：宣痹汤加减（习用方）：

连翘三钱　生苡仁三钱　蚕砂三钱　山栀子三钱　生石膏四钱　知母三钱　防己三钱　秦艽三钱　甘草一钱　桑枝三钱

小便短黄，加滑石粉三钱，木通二钱。

大便干燥，加熟大黄二钱。

关节红肿、疼痛较剧，筋脉拘急，日轻夜重，高热烦渴，舌红少津，脉弦数，原方作如下加减：

连翘三钱　金银花藤三钱　生山栀三钱　生石膏四钱　黄连一钱　黄柏二钱　黄芩二钱　生地三钱　知母二钱　络石藤三钱　桑枝四钱　甘草一钱

心烦、气短、多汗，加太子参三钱，麦冬二钱，五味子二钱，去黄柏、黄芩。

【痹证兼证】

风寒湿痹，如影响心气，可能出现脉结代、心动悸。在治疗时应兼顾心经。作如下的分别论治：

1. 风邪偏胜而兼心悸者

太子参三钱　麦冬二钱　五味子二钱　嫩桂枝三钱　白芍三钱　独活二钱　牛膝二钱　鸡血藤三钱　炙甘草一钱　桑寄生三钱

2. 寒湿偏胜而兼心悸者

太子参三钱　麦冬二钱　五味子二钱　制附片二钱　肉桂一钱　炒丹参三钱　鸡血藤三钱　木瓜三钱　白术三钱　炙甘草二钱　桑寄生三钱

3. 气血两虚而兼心悸者

党参三钱　黄芪三钱　白术三钱　酸枣仁三钱　炒丹参三钱　远志二钱　茯苓三钱　何首乌三钱　柏子仁三钱　炙甘草二钱　桑寄生三钱

4. 风热偏胜而兼心悸者

太子参三钱　麦冬二钱　五味子二钱　连翘三钱　菊花三钱　莲子心二钱　蚕砂三钱　茯苓三钱　炙甘草一钱　桑枝四钱

5. 痹证缓解期，关节疼痛酸楚等症已消失，只是低热不退者

茯苓三钱　泽泻二钱　青蒿三钱　鳖甲三钱　秦艽三钱　白芍三钱　生地三钱　青皮二钱　甘草一钱　地骨皮三钱

6. 痹证缓解期，关节已不疼痛，只是纳差、腹胀、便溏、午后及夜间仍有低热者

茯苓三钱　苡仁三钱　大腹皮三钱　炒神曲三钱　厚朴二钱　知母二钱　黄芩二钱　苍术二钱　陈皮二钱　银柴胡二钱　甘草一钱

【寒痹外用方选介】

寒痹因遇寒则疼痛加重，遇热则疼痛缓解，采用温熨的办法有效。方药及其用法如下：

生艾叶五钱　生川乌三钱　生草乌三钱　苍术三钱　白芷三钱　川芎三钱　羌活三钱

上药一剂，共为粗末。分为两份，用布包好，放入水中煎煮，煮时加鲜大葱四五根，生姜一块，均捣碎，老酒一杯。煮沸后约二十分钟，取出一个布包，将水压干，趁热（以不太烫为度）熨痛处。轮流用两个布包热熨，每天早晚各一次，每次约十分钟，熨时注意不要当风，不要过烫以免烫伤皮肤，熨后将水擦干，注意保温。一剂可用 2～3 次，再用时均加酒一杯同煮。

【方药浅释】

治风寒湿痹，应用温通法，所用方剂，均系以独活寄生汤加减化裁。独活辛、苦、微温，它祛风、胜湿、通经、活络、蠲（音 juān，免除之意）痹、止痛的作用较好。小儿易实易虚，多虚实互见之证，一般着重于祛邪，邪去则正安，在没有出现虚损以前，应采用理气活血、通经活络的治法，如常用舒筋活络、补血行血的鸡血藤，舒筋活络又能和胃化湿的木瓜，通利关节、补益肝肾的牛膝，祛风除湿、通络止痛的威灵仙，祛风燥湿的松节，以及根据风、寒、湿的偏胜，选用祛风、散寒、利湿、止痛的药物，随症配合应用。至于热痹，在清热利湿的同时，也应通经活络，如祛风通络、利关节的络石藤，清热、祛风、通络的桑枝，以及祛风止痛的防己，除风湿、舒筋止痛的秦艽等，也应配合使用。一般说来，风寒湿痹，治以温通，少用苦寒；热痹，治以清通，不用温补。至于有其他兼证，则应分别论治。

心悸较为多见，一般以生脉散作基础，人参（太子参或党参）补气，对于心悸、怔忡，以及虚脱等症都很有效，麦冬养阴清热，五味子补肝肾、益精气，不专于收敛。痹证而兼出现心悸，往往伴有烦躁、汗出、潮热等阴虚阳亢之证，一补、一润、一敛的生脉散，较为恰当。

心悸、怔忡，多为心气受损，小儿心气不足，又多与脾运不健有关，所以，治小儿心悸，应心脾兼顾，着重益气补脾，如用党参、黄芪、白术、茯苓、炙甘草等。与此同时，还须兼顾肝肾、生血活血，如丹参、鸡血藤、何首乌、牛膝、芍药等均可配合使用。

小儿易虚易实，易寒易热，也即是说，要注意到虚实寒热的转化，辨证论治。同时，要注意调理，避免潮湿，寒冷季节要注意保温，平时要加强锻炼，才能增强体质，促进健康。

小儿癫痫

小儿癫痫，属于中医儿科惊痫类。惊和痫有所区别，惊是惊风，痫是癫痫。但它都具有共同的证候，如神识不清、惊掣抽搐、痰壅气逆等。

从发病的经过及其临床证候的表现，惊风与癫痫是有所不同的。

朱丹溪认为，癫痫系由于外物的刺激，“以致惊其神，气结于心，而痰生焉（yān，音烟）。痰壅气逆，结成搐搦，口眼㖞（wāi，“歪”之意）斜，口吐涎沫。一时即醒，如常无事。或一日一发，或一日再发，或三五日一发，或一月一发，或半年一发。若不急治，变成痫疾……治法当先利痰顺气，后用清心安神”。关于惊风，“或因外感风寒，或因内伤饮食，以致热生于内，因热生痰，因痰生搐，其状口眼㖞斜，手足牵动，气喘涎潮，口吐延沫，发过略醒，潮热不退，须臾（“片刻”之意）复发。治法当先泻火开痰，后用清热安神”。

临床上，癫痫的主要特点是突然昏倒，继之抽搐，喉中发出异声，口吐涎沫，片刻即醒，醒后一如常人。时发时止，静止时多无异常病态。

惊风则分急惊风、慢惊风和慢脾风。急惊风发病暴急，多系外感热病所致，故抽搐前多有发热，并有其他外感热病的证候，多无反复发作史；慢惊风及慢脾风则多为缓慢发病，多无发热，并有明显虚象及其他异常。

由此可见，惊风与癫痫是有所不同的。

中医认为：小儿癫痫的原因，多由于受惊刺激所致。但既见于外，必因于内，如饮食不节或为风邪所伤，使内脏受到影响，如痰阻心窍，则会引起突然昏倒，邪滞肝经，则会引起抽搐，肝旺则会影响脾的运化，脾运不健，则湿滞痰生。因此，出现神识不清、手足抽搐、风痰上壅等症。因此，癫痫一病，与心、肝、脾三经都有直接的关系。再根据病情的轻重久暂，体质的强弱，作具体分析，进行辨证论治，是可以取得一定效果的。

【治法述要】

鲁伯嗣（《婴童百问》）说："调理之法，惟以惊、风、食三种，阴阳二证，别而治之"。所谓惊痫、风痫、食痫，是以病因而论，也即是由于惊恐、风邪、过食而引起的癫痫。所谓阴痫、阳痫，是以病情的轻重久暂而论，如一般只是间歇地发作，属于阳痫；如经久不愈，经常发作，加之四肢逆冷、形体瘦弱，属于阴痫。

至于鲁伯嗣又以五脏分别命名，以及《医宗金鉴幼科心法》除惊、风、食、阴、阳而外，又另列一痰痫，实际上是以各脏的偏胜及其证候的表现而言，在临床上，仍然要按着"阴阳二证，别而治之"的原则来进行治疗。

在治疗上自应着重制止昏倒和抽搐。一般以清肝定搐、清心开窍为主。清肝必须降火，清心必须豁痰。若脾胃原来较为虚弱，则宜酌加养血补脾之药。

历代医家治惊痫，着重于祛痰，治法上系先治痰，佐以泻火清神，然后养血补脾。

癫痫原于惊恐，心藏神，惊则伤神，肾藏志，恐则伤志。小儿神志怯弱，有所惊恐，则神志失守而成痫。邪气在心，则气逆痰阻，应调和心血，顺气豁痰。

如癫痫经常发作，历久不愈，应考虑到脾肾。在发搐时，仍先治搐，然后温补脾胃或滋养脾肾。

归纳起来，治疗小儿癫痫，不外乎清肝、养血、清心、豁痰，如有虚损，则须补益。

清肝，在于清肝经之热而达到息风定搐，佐以养血，则血和风灭。清心，在于泻心经之火而安神开窍。肝热心火，皆能使气血不顺，炼液成痰，火升痰壅，肝失条达，肝风内动，而作抽搐，痰阻清窍，则神识不清，而出现昏倒，所以，必须着重于祛痰。如有亏损，自当于缓解后进行补益。

【例方选介】

1. 癫痫发作

主证：突然昏倒，面色发红，手足抽搐，口吐涎沫，片刻即醒，一如常人，平时眠食正常，二便无异，脉象平和，舌苔正常。

治法：清肝泻热，祛痰定搐。

例方：千金龙胆汤加减（习用方）：

龙胆草三钱　钩藤二钱　天麻二钱　柴胡二钱　黄芩二钱　赤芍二钱　胆南星二钱　远志二钱　地龙二钱　甘草一钱

痰多、大便干燥，加青礞石三钱，熟大黄二钱。

痰多、头痛，加天竺黄二钱，野菊花三钱。

纳差、腹胀，加炒神曲三钱，枳实二钱。

热重、烦躁，加连翘三钱，山栀子三钱。

2. 癫痫发作频繁

主证：突然昏倒，面色或青或白，手足抽搐，口吐涎沫，片刻即醒，醒后头昏，痰多，饮食时好时坏，睡眠不安，脉象弦数，舌苔白滑。

治法：清心涤痰，理气和中。

例方：涤痰汤加减（习用方）：

石莲子三钱　连翘三钱　姜半夏二钱　胆南星二钱　橘红三钱　枳实二钱　茯苓三钱　菖蒲二钱　竹茹一钱　甘草一钱　天麻二钱　钩藤二钱

抽搐较甚，加僵蚕三钱，地龙二钱，去竹茹、枳实。

汗多、气短，加太子参三钱，生龙骨三钱，生牡蛎三钱，去枳实。

烦躁不安，加酸枣仁三钱，去姜半夏。

大便干燥，加全瓜蒌三钱。

3. 癫痫经常发作

主证：脾胃虚弱，面黄肌瘦，发作时四肢逆冷，发作后四肢无力，懒进饮食，睡眠不安，脉细数，舌质红，苔薄黄。

治法：养血柔肝，益气补脾。

例方：钩藤饮加减（习用方）：

太子参三钱　钩藤二钱　天麻二钱　茯苓三钱　菖蒲二钱　远志二钱　生白芍三钱　生牡蛎三钱　生麦芽三钱　炙甘草一钱

四肢逆冷较甚、自汗，加制附片二钱，桂枝二钱。

大便清溏，加陈皮二钱，干姜二钱。

烦躁、睡眠不安，加莲子肉三钱，夜交藤三钱。

手足掣动、酸软无力，加牛膝三钱，桑寄生三钱。

4. 癫痫缓解后，不再经常发作，着重补益气血，增强体质，以期完全康复。

例方：养营汤加减（习用方）：

党参三钱　白术三钱　茯苓三钱　当归二钱　白芍三钱　法半夏二钱　橘红二钱　炙甘草一钱　天麻二钱　桑寄生三钱

【成药选介】

1. 医痫无双丸（录自《全国中药成药处方集》）

处方：全蝎二钱　制南星二钱　法半夏二两　蜈蚣二钱　白矾一两　白附子五钱（制）　僵蚕一两五钱　猪牙皂二两　乌梢蛇一两　麝香六分　雄黄粉一钱五分

水泛为丸，每袋一钱。每次五分至一钱，日服 2 次，白开水送服。

2. 保元丹（丸）（录自《全国中药成药处方集》）

处方：胆南星三两五钱　茯苓二两　僵蚕一两　麻黄二两五钱　防风三两五钱　青礞石二两五钱　钩藤二两五钱　薄荷二两五钱　羌活三两五钱　全蝎四两　天竺黄二两　陈皮二两

天麻三两　猪牙皂二两五钱　甘草二两　蜈蚣五钱　琥珀粉四钱　牛黄一钱　麝香一钱　冰片五分　珍珠粉四钱　朱砂粉四钱

蜜丸，每丸重五分。每服1丸，每日2次，开水送服。

其他如牛黄抱龙丸、琥珀抱龙丸，处方内容，大同小异。

这类成品丸药，对于缓解癫痫发作，有一定作用，选用一种即可。可以单用，也可以配合汤剂使用。

小儿蛔虫证及蛲虫证

蛔虫证及蛲虫证是小儿最常见的两种肠寄生虫病。这种病不仅给小儿带来痛苦，还会影响健康。

病从口入。如饭前、便后不洗手，爱在潮湿泥土间游戏，爱吮手指，吃未经洗净的瓜果生冷食物等，都容易使虫卵进入人体而发生疾病。

有蛔虫的小儿，可经常腹痛，面色青苍，形体消瘦，食欲不振，或易饥饿；有的饮食异常，不知饥饱，或嗜食异物，如土块、炉灰等。一般夜眠不安，睡中咬牙，爱俯卧，头上多汗，或肢冷等。

蛔虫于人体小肠内寄生，吸取养料而滋长繁殖，消耗小儿营养，日久脾胃受损，渐趋消瘦，面色不荣。由于经常腹痛，故颜面青苍。

由蛔虫引起腹痛的特征是：疼痛部位在肚脐周围，时间多在空腹时或夜间睡眠后，疼痛时发时止，疼痛较剧时，涕泪交流，痛不可忍；平时则若无所苦，嬉笑如常。

蛔虫有游走钻孔的习性，如蛔虫过多，或小儿高烧病重，或饮食、服驱虫药不当，使蛔虫骚动，扭结成团，出现剧烈腹痛、恶心呕吐、喉鼻发痒、手足发凉、烦躁不安，蛔虫上泛，往往由口鼻而出。当蛔虫阻塞肠道，可能造成蛔虫性肠梗阻；如窜入胆管，可引起胆道蛔虫症。这类并发症都应及时处理。

蛲虫寄生于人体小肠末端及结肠，雌虫于夜间爬出肛门产卵，在肛门口可见到白线头样成虫。由于肛门、会阴奇痒，用手搔抓时，虫卵沾染于手指及指甲上，带入口内吞下，又在肠内发育繁殖。因为搔痒，影响小儿睡眠，常烦躁不安，或夜间惊叫啼哭；如皮肤搔破，可引起疮疹；或因膀胱失约，引起遗尿。间或也有腹痛、腹泻、恶心、食欲不振等症状。

总之，蛔虫证及蛲虫证在小儿疾患中，比较多见，应随时注意，积极预防，发现后及时治疗，使小儿健康成长。

【治法述要及例方选介】

驱虫是治疗虫证的主要方法，有效的方剂药物也很多。从临床实践来看，应根据小儿身体强弱加以区别，如身体健实，可以直接驱虫；如身体较弱，应着重调理脾胃，佐以安蛔。蛔虫习性，喜甘而恶酸苦，故得甘则动，遇酸则止，遇苦则安。有蛔虫的小儿宜多食菜蔬，少食肥甘。同时，治以酸苦之剂，使虫安伏，还须佐以轻下之剂，使虫随大便排出。驱虫药剂，一般2～3剂即可，如虫未净，隔两周再治。与此同时，要养成良好的卫生习惯，饭前、便后要洗手，不吃没有洗净的食物，勤剪指甲。体弱的小儿，先扶脾安蛔，下虫后，再调理脾胃。一般采用甘淡养脾的方药，佐以清导，不宜峻补和过于攻克。兹将临床习用方剂简介如下：

1. 驱蛔连梅汤（习用方）：适用于一般体质较强小儿，证见：经常腹部绕脐痛，食欲一般，或时好时坏，夜间咬牙，曾便下蛔虫。

川黄连一钱（或胡黄连二钱）　乌梅二钱　榧子二钱　雷丸二钱　芜荑二钱　青皮二钱　槟榔三钱　使君子三钱　川楝子二钱　熟大黄一钱　花椒二钱

每日1剂，水煎2次，分2次早晚空腹时服，连服2～3剂。

2. 理中安蛔汤加减（习用方）：适用于体质较弱的小儿，证见：颜面青苍，消瘦，经常腹部绕脐痛，食欲不振，夜卧不宁，咬牙，爱俯卧，头上出汗，大便不调，腹泻或便秘，曾便下过蛔虫。

党参三钱　炒白术三钱　干姜二钱　乌梅二钱　花椒二钱　青、陈皮各二钱　焦三仙各二钱　茯苓三钱　炙甘草一钱每日1剂，水煎2次，分2次早晚服，连服3剂。

3. 异功散加味（习用方）：适用于小儿驱虫后，证见：腹痛缓解，面黄肌瘦，纳差，大便不调，便溏或秘结，睡眠不安稳，多汗。

太子参三钱　白术三钱　茯苓三钱　炒陈皮三钱　山药三钱　炒神曲三钱　乌梅一钱　使君子三钱　炙甘草一钱

每日1剂，水煎2次，分2次早晚服，连服3～5剂。

4. 乌梅丸：适用于呕吐蛔虫，或腹痛剧烈，蛔虫上泛，窜入胆道，肢冷，自汗，惊厥等。

乌梅三钱　党参三钱　细辛五分　黄柏二钱　黄连一钱　桂枝二钱　制附片二钱　干姜一钱　当归二钱　花椒一钱

每日1剂，水煎2次，分3次服，连服3剂。

如有成品“乌梅丸”，可用丸剂。如吞服不便，可将丸剂3丸，水煎成汤剂服。

5. 百部汤（习用方）：适用于蛲虫证，证见：肛门、会阴部位瘙痒，夜卧不宁，惊叫，间或腹痛、腹泻、恶心、食欲不振等。

百部三钱　槟榔三钱　使君子三钱　青皮二钱　苍术二钱　黄柏二钱　甘草一钱

每日1剂，水煎2次，分2次早晚空腹时服，连服3剂。

【简易方选介】

1. 驱蛔方

(1) 使君子仁，去外壳，炒熟，去皮尖，每日服3～5粒，不超过10粒，连服3天。

(2) 苦楝根皮（去外皮）五钱　槟榔五钱，每日1剂，水煎2次，分两次早晚服，连服2天。

2. 治蛲虫方

(1) 槟榔五钱　南瓜子仁五钱（捣碎），每日1剂，水煎

2 次，分 2 次早晚空腹时服，连服 3 天。

（2）外用药

鹤虱五钱　苦参五钱　百部五钱　花椒二钱，水煎，临睡前洗肛门、前阴局部，连洗 3 天。

又方：米醋少许，临睡前涂肛门周围，连涂 3 天。